T0254454

Geborgenheit: Quelle der Stärke

Hans Mogel

Geborgenheit: Quelle der Stärke

Wie ein Lebensgefühl uns Kraft gibt

Mit 6 Abbildungen

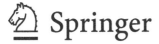 Springer

Hans Mogel
Lehrstuhl für Psychologie
Universität Passau
Passau

ISBN 978-3-662-47477-8   ISBN 978-3-662-47478-5 (eBook)
DOI 10.1007/978-3-662-47478-5

Die Deutsche Nationalbibliothek verzeichnet diese Publikation in der Deutschen Nationalbibliografie; detaillierte bibliografische Daten sind im Internet über ▶ http://dnb.d-nb.de abrufbar.

Springer
© Springer-Verlag Berlin Heidelberg 2016

Umschlaggestaltung: deblik Berlin
Fotonachweis Umschlag: © Jamenpercy / fotolia.com
Satz: Crest Premedia Solutions (P) Ltd., Pune, India

Gedruckt auf säurefreiem und chlorfrei gebleichtem Papier

Springer-Verlag ist Teil der Fachverlagsgruppe Springer Science+Business Media
www.springer.com

Widmung

Dieses Buch widme ich meinem langjährigen Freund und Nachbarn in Schnaid, Raphael Schmitt, mit besten Wünschen zu seinem achtzigsten Geburtstag am 8. Januar 2016.

Vorwort

Das vorliegende Buch ist der Versuch, die Quintessenz aus der Geborgenheitsforschung von fast drei Jahrzehnten darzulegen und zugleich Konsequenzen dafür aufzuzeigen, wie das Geborgenheitserleben uns alle als Kraftquelle des eigenen Lebens stärken kann.

Dem Mitarbeiter am Lehrstuhl für Psychologie der Universität Passau, Herrn Bernhard Zilker, verdanke ich, dass durch seine gewaltige Unterstützung das Buch in sehr kurzer Zeit realisiert werden konnte. Dies gilt insbesondere auch für die sehr behutsame Arbeit an den Grafiken sowie am Sach- und Literaturverzeichnis. Besonders hervorheben möchte ich, dass Herr Bernhard Zilker, Herr Karl Lindinger und Frau Lisa Schmerbeck die sehr aufwendige Auswertung der internationalen Geborgenheitsdaten aus zwanzig Ländern besorgt haben. Dafür herzlichen Dank.

Den wissenschaftlichen Mitarbeiterinnen am Lehrstuhl für Psychologie, Frau Antje Sonntag, Frau Tanja Veit-Obermüller und Frau Daniela Zimmermann-Albrecht danke ich für die arbeitsintensive Entlastung während meiner Forschungszeiten im Ausland sowie die kompetente Durchführung von Lichttherapien gegen die Winterdepression von Passauer Bürgern.

Besonderer Dank gilt der langjährigen wissenschaftlichen Assistentin und Lehrbeauftragten am Lehrstuhl für Psychologie, Frau Sonja Jakubik, die seit über zwölf Jahren den Lehrstuhl mit ihrem großen Wissen und Können unterstützt.

Herzlichen Dank unserer Sekretärin am Lehrstuhl für Psychologie, Frau Isolde Höfler, die seit nun mehr als fünfzehn Jahren die komplexe Lehrstuhlarbeit terminlich koordiniert und die vielseitigen kommunikativen Aufgaben mit großer Umsicht organisiert.

Besten Dank dem Springer-Verlag für die vorbehaltlose Unterstützung und die fundierte, wohlwollende Begleitung dieses Werkes durch Frau Sigrid Janke (Books & ePublishing Projektmanagerin), Frau Monika Radecki (Books & ePublishing Senior Editor) und Frau Kirsten Pfeiffer (Lektorat/Copy-Editing), bei denen wir uns während der ganzen Entstehungszeit sehr gut aufgehoben gefühlt haben.

Die einzelnen Kapitel dieses Buches können unabhängig voneinander gelesen werden.

Hans Mogel
Bangsalae – Sattahip, Chonburi
Passau, im Spätsommer 2015

Inhaltsverzeichnis

        Hans Mogel

Serviceteil

Der Autor

Univ. Prof. Dr. phil. Dr. phil. habil. Hans Mogel, seit 1992 Inhaber des Lehrstuhls für Psychologie an der Universität Passau, seit 1988 universitätsinterne, seit 1996 internationale Forschung zum fundamentalen Lebenssystem der Geborgenheit.

Einleitung

Hans Mogel

H. Mogel, *Geborgenheit: Quelle der Stärke*,
DOI 10.1007/978-3-662-47478-5_1, © Springer-Verlag Berlin Heidelberg 2016

Wer wenig Zeit hat, kann zuerst diese einleitenden Ausführungen zur Geborgenheit lesen. Es ist ein knapper Überblick zur Sehnsucht nach Geborgenheit, zum Begriff und zum Erleben der Geborgenheit, zum hochrangigen Merkmal der Sicherheit, zum Gegensatz von Geborgenheit und Ungeborgenheit im Leben und schließlich zu Wegen, die zur Geborgenheit führen.

Sehnsucht

Geborgenheit ist ein großes Wort, denn es enthält unsere stärksten Sehnsüchte, die Sehnsucht nach Sicherheit, Wärme, Wohlbefinden, Vertrauen, nach Liebe, Akzeptanz, Schutz, Verständnis, nach Freundschaft, Zuneigung und Nähe – nach einem Leben also, in dem man ohne Angst haben zu müssen, sich fallen lassen kann. Diese Sehnsucht nach so grundlegend wichtigen Inhalten unseres Lebens kann man als die Sehnsucht nach Geborgenheit bezeichnen.

Wer Sehnsucht hat, sehnt sich nach etwas und sucht es zugleich. Offensichtlich ist es noch nicht gefunden worden. Somit ist die Sehnsucht nicht gestillt. Sie motiviert unsere Suche nach Wegen zur Geborgenheit. Bevor wir solche Wege thematisieren, wollen wir uns mit der Geborgenheit selbst befassen.

In unserer Kultur meint *Geborgenheit* die positive Seite unseres Daseins, die Sonnenseite des Lebens oder sogar das gelebte Paradies auf Erden. Aber der Schein trügt. Nach jeder Flugzeug-, Schifffahrts-, Reaktor-, Bergkatastrophe und nach jedem Terroranschlag oder Kriegsausbruch teilen uns die Medien gleich mit: soundsoviele Tote sind geborgen worden. Die Ungeborgenheit des Lebensendes ist ganz offensichtlich immer dabei, wenn Menschen zu einem letzten Mal geborgen werden.

Sicherheit

Mit dem Gefühl der Sicherheit hat das Wort Geborgenheit am meisten zu tun, gleichgültig, um welche Sicherheit es letztlich geht, zum Beispiel existentielle, materielle, emotionale, motivationale. Der Gesichtspunkt der Sicherheit scheint universell in allen Kulturen gültig zu sein, auch wenn unterschiedliche Aspekte der Sicherheit für das Geborgenheitsgefühl in verschiedenen Ländern vorrangig sind. Beispielsweise sind das isländische Wort »borgar«, das italienische Wort »bagare« und das deutsche Wort »borgen« insofern bedeutungsgleich, als es jedes Mal darum geht, durch Geben oder Leihen von Geld materielle Sicherheit zu gewährleisten. In dieser Weise ist auch das deutsche Wort »Bürge« zu verstehen. Wenn eine Bank Geldmittel zur Verfügung stellen soll, beansprucht sie entweder Sicherheiten, oder sie verlangt einen Sicherheit gewährleistenden »Bürger« als »Bürgen«.

Aber die Sicherheit als Hauptmerkmal der Geborgenheit ist viel weiter zu sehen. Wenn der Schweizer Schriftsteller Conrad Ferdinand Meyer mit einer Barke – in diesem Wort ist die sichernde Geborgenheit enthalten – über die Untiefen gefährlicher Gewässer fährt, so ist das existentiell gleichbedeutend damit, dass zum Beispiel Bergsteiger bei Nachteinbruch eine bergende Hütte aufsuchen, in der sie Sicherheit, Wärme und Schutz finden möchten.

Der Berg beinhaltet ebenfalls das bergende Moment, aber zugleich die Gefahren der Ungeborgenheit. Geborgenheit und Ungeborgenheit befinden sich offensichtlich eng beieinander. Das gilt für viele Lebensbereiche in besonderer Weise: wie schnell verändert sich Liebe in Hass, wie oft werden Freunde zu Feinden, wie häufig verwandelt sich ein Traum in ein Trauma und wie rasch kommt der Höhenflug vor dem Fall!

Auch andere Kulturen haben Geborgenheitsbegriffe hervorgebracht. Die Indonesier sagen »*Rasa tentram*« für ein Gefühl, eine Empfindung von Ruhe, Friedfertigkeit, Sicherheit und Arglosigkeit. »*Keamanan*« benutzen sie als Wort, um einen Zustand der Ruhe und der Sicherheit genauer auszudrücken. Von »*Perlindungan*« sprechen sie als der Geborgenheit des Obdachs, des Asyls, des Schutzraums. *Perlindungan* beinhaltet auch, was wir im Deutschen als den Schirm bezeichnen, besonders im Sinne des abgeschirmt Seins und des Schutzes. Die Indonesier verfügen also über einen sehr differenzierten Geborgenheitsbegriff, der sich mit den Hauptbedeutungen unseres Geborgenheitsverständnisses deckt.

Einen anderen Geborgenheitsbegriff haben wir im südostasiatischen Thailand gefunden (vgl. Mogel 2008). Thai sagen, wenn sie von Geborgenheit sprechen, »*ob-un-djai*«, was wörtlich übersetzt »warm um's Herz« bedeutet. Begrifflich ist diese Wortkombination im Sinne des Grundgefühls der Geborgenheit als ein Lebensgefühl der Wärme, des Wohlbefindens, der Sicherheit, des Schutzes, der Nähe und zuweilen auch des Glücks zu verstehen. Was thailändische Menschen mit *ob-un-djai* verbinden, ist in der Lebenswirklichkeit der meisten dieser Menschen von viel stärker ausgeprägter existentieller Natur als bei uns. Eine gründliche Analyse der 1996–2016 erhobenen Geborgenheitsdaten in Thailand verweist klar auf den existentiellen Charakter der Geborgenheit in dieser Bevölkerung.

Allerdings ist der Begriff der Geborgenheit grundsätzlich dahingehend zu präzisieren, wie individuelle Menschen ihn definieren, das bedeutet, welche Geborgenheitsmerkmale sie wahrnehmen, und wie sie individuell Geborgenheit erleben, also welche Geborgenheitssituationen für sie persönlich aktuell sind.

Geborgenheit wird immer *individuell* erlebt. Dieses Erleben stellt das eigentliche Lebensgefühl des geborgen Seins oder ungeborgen Seins dar.

Beim *Erleben* der Geborgenheit handelt es sich um ein positives, förderliches Grundgefühl. Dennoch ist Geborgenheitserleben nicht nur etwas Emotionales, sondern auch etwas Existentielles im Sinne des Leben-Erhaltens und des Überlebens. Geborgenheit hängt also mit dem Leben selbst und mit der Erlebenswelt der individuellen Person zusammen. Weil die Geborgenheit diese beiden Seiten des Lebensvollzugs eines Individuums in jeder Hinsicht förderlich verknüpft, bezeichnen wir sie als ein *fundamentales Lebenssystem*. Unter einem fundamentalen Lebenssystem verstehen wir grundlegende, die individuelle Persönlichkeitsentwicklung fördernde Vorgänge des

Geborgenheit/Ungeborgenheit

Geborgenheitsbegriffe

ob-un-djai

Fundamentales Lebenssystem

psychischen Geschehens. Diese Vorgänge haben unmittelbare Relevanz für positives Erleben und für erfolgreiches Handeln. Die Geborgenheit, das Selbstwertgefühl, das Spielen und das Erleben selbst sind solche Systeme. Fundamentale Lebenssysteme sind also lebensförderlich und existenzsichernd. Sie beinhalten ein positives Lebensgefühl. Sie sind Bestandteil jeder förderlichen Selbstaktivierung des Individuums und seines zielbezogenen Handelns.

Geborgenheitserleben

Geborgenheit ist offenbar mit Lebensbedingungen verbunden, die auf uns im Idealfall eine paradiesische Wirkung ausüben. Sie ist das emotionale Dach über uns, das uns schützt und wärmt, Sicherheit, Verlässlichkeit und Wohlbefinden hervorruft. Geborgenheit ist etwas, das wir alle brauchen, suchen und erleben möchten. Wenn man Menschen nach ihrer Geborgenheit fragt, können sie fast immer ihre eigenen Vorstellungen von diesem Lebensgefühl mitteilen. Sie wissen ziemlich genau, was für sie selbst Geborgenheit ist. Es ist ihnen bewusst, wie ihr Geborgenheitserleben beschaffen ist, oder wie es nach ihren Wünschen sein sollte. Dieses Bewusstsein ist bereits eine der wichtigsten Voraussetzungen dafür, gegen erlebte Ungeborgenheit anzugehen. Denn wenn man weiß, was für einen selbst Geborgenheitserleben ist, kann man sich Ziele setzen, die sich eignen, die erlebte Ungeborgenheit zu beenden. Eine wesentliche Voraussetzung dafür, Geborgenheit zu erreichen, ist, dass man die richtigen Wege zu dem Hauptziel, Geborgenheit zu erleben und geborgen zu sein, tatsächlich findet.

Sicherheit

Wie erwähnt, spielt die erlebte *Sicherheit* für das Geborgenheitserleben kulturübergreifend eine vorrangige Rolle. Bezüglich der Sicherheit als wichtigstem Fundament für das Geborgenheitserleben stimmen alle Kulturen überein, auch wenn die typischen Geborgenheitssituationen für jede Kultur und für jedes Individuum sehr unterschiedlich sein können.

Wenn sich also die Sicherheit als hochrangigstes Merkmal der Geborgenheit erweist, muss sie in zahlreichen Lebensbereichen eine besonders wichtige Rolle spielen. Das kann jede Person an ihrem eigenen Lebensgefühl nachvollziehen. Wer selbstsicher ist, also sich seiner selbst sicher ist, hat es leichter. Und wer sich in seinen eigenen Lebensverhältnissen sicher fühlen kann, fühlt sich auch persönlich wohler.

Den Zusammenhang des Sicherheitsgefühls mit dem subjektiven Wohlbefinden hat auch die Geschäftswelt erkannt: Versicherungen werben mit der Sicherheit, die Automobilbranche behandelt die Sicherheit als Werbemittel vorrangig, wenn Politiker Wahlen gewinnen wollen, versprechen sie alles Mögliche, vor allem aber Sicherheit. Für Flaschen werden Sicherheitsverschlüsse propagiert, Sicherheitsschlösser sollen uns vor Eindringlingen schützen, Sicherheitssysteme wie Kameras sollen das eigene Zuhause sicherer machen. Wenn hilflosen Wissenschaftlern die Argumente ausgehen, behaupten sie gerne, dass ein Sachverhalt mit an Sicherheit grenzender Wahrscheinlichkeit so sei, wie sie das behaupten.

Die Sicherheit mit ihren vielfältigen Erscheinungsformen ist wohl tatsächlich das höchste Gut für unsere Geborgenheit. Werden wir – durch welche Einflüsse auch immer – verunsichert, öffnen sich psychisch schon die Türen für das so beeinträchtigende Ungeborgenheitserleben.

Über die Sicherheit hinaus betreffen die meisten Geborgenheitsgefühle den zwischenmenschlichen und vor allem sozialen Bereich. Der ist sehr bedeutsam. Denn Geborgenheit ist nichts für Einzelgänger. Dem entspricht, dass einsame Menschen sich ungeborgen fühlen. Gemeinschaftlichkeit hingegen stimuliert das individuelle Geborgenheitserleben sehr stark. Das Geborgenheitserleben ist also auf das Engste mit der Sozialität des Menschen verbunden, seinem Drang nach sozialem Kontakt, nach Kommunikation und Gemeinsamkeit. Die Sozialität bildet somit einen fruchtbaren Boden für die Förderung des Geborgenheitserlebens und für die Aufrechterhaltung jenes Anteils am Erleben persönlicher Sicherheit, der auf Sozialkontakt beruht. Und der ist sehr hoch.

Zugleich ist festzustellen, dass die Menschen bei den heutigen Lebensbedingungen der hochzivilisierten Gesellschaften zunehmend unter Ungeborgenheit leiden. Es geht dabei nicht nur um ganz offensichtliche Ungeborgenheitssituationen, die durch beeinträchtigende Ereignisse zustande kommen, wie Kummer durch Verlust, Trauer durch Tod, Schmerz durch Abschied, das Heimweh oder um diverse Leiden durch Katastrophen von außen, die Ungeborgenheit erzeugen. Es geht vor allem um die Ungeborgenheit der Person in sich selbst. Sehr viele Menschen leiden unter einem geschwächten Selbstwertgefühl, Minderwertigkeitserleben, Depression und der Ungeborgenheit im zwischenmenschlichen Kontakt. Durch Streit, Hass, Eifersucht, Missgunst, Aggression, Misstrauen, Anonymität, Gleichgültigkeit, Egoismus und Machtbesessenheit wird Ungeborgenheit gefördert. Fehlt Geborgenheitserleben in der frühen Kindheit, der Kindheit, der Jugend, dem Erwachsenenleben und im Alter, steigt unausweichlich die Beeinträchtigung durch Ungeborgenheit. Die Entwicklungschancen sind dann begrenzt, die sozialen Kontakte meist eingeschränkt. Pessimismus, Skepsis, Misstrauen und Ängstlichkeit prägen so die Lebenseinstellung. Fast überflüssig zu betonen, dass ungeborgene Menschen es schwer haben, mit sich selbst und mit ihrer Umwelt umzugehen. Es ist, als säßen sie in einem – selbstgebauten – Käfig negativer Emotionen, aus dem es ohne Hilfe von außen kein Entrinnen gibt.

Ungeborgenheit kann die unterschiedlichsten Ursachen haben, wie zum Beispiel Schicksalsschläge, Verlust, Liebesverlust, Krankheit, Stress, Missachtung, verletzte Gefühle, Pech. Letztlich kann alles, was eine Person beeinträchtigend und nachteilig erlebt, Ungeborgenheitsgefühle hervorrufen und aufrechterhalten. Was können wir tun, um aus der Ungeborgenheit heraus zur Geborgenheit zu finden? Welche Wege sind möglich?

Der naheliegendste Weg ist, das Gespräch zu suchen, bei vertrauten Personen, zum Beispiel Familienangehörigen, guten Freunden

Sozialität

Ungeborgenheit

Wege

oder beim Lebenspartner. Ein solcher Weg setzt voraus, dass man selbst die ersten Schritte tut. Denn man kann nicht erwarten, dass andere von sich aus bemerken, wie schlecht es einem geht und welches die Ursachen des Leidens sind. Man kann nur darauf hoffen, dass andere Personen die ersehnte Geborgenheit vermitteln. Das gelingt am ehesten, wenn man sie klar über sein eigenes Ungeborgenheitserleben informiert und zeigt, dass man ihre Hilfe braucht.

Selbstaktualisierung

Ein ganz anderer Weg aus der Ungeborgenheit führt über die eigene Person, nämlich durch Selbstaktualisierung. Sich selbst persönlich aktiv einzuschalten und gegen das Ungeborgenheitsgefühl von sich selbst aus anzukämpfen, ist das Ziel. Die Aktualisierung der eigenen Person ist ein Ur- und Naturphänomen, weil überlebensnotwendig. Natürlich ist dieser Weg nicht für jede ungeborgene Person leicht gangbar. Denn er setzt voraus, die verbliebene Energie einzusetzen, um die Ungeborgenheit zu besiegen und so den eigenen Weg zur Geborgenheit zu finden. Ein solcher Weg kann schwierig sein, er kann gelingen, indem man sich eigene Ziele setzt, die man dann aber auch verfolgt. Das bedeutet, dass man den Weg bis zum siegreichen Ende geht. Dann tun sich neue, manchmal weitreichende persönliche Entwicklungschancen auf.

Lebenssituation

Eine weitere Möglichkeit ist, die eigene Lebenssituation so zu verändern, dass sie einem sinnvoller erscheint und dadurch positiver wirkt. Solche Veränderungen können die Lebensbereiche der Partnerschaft, des Wohnens, des Arbeitsplatzes und der Freizeit betreffen. All das kann man beeinflussen, ändern, und selbst fördern. Man muss es nur tun.

Lebenseinstellung/Einstellungs-änderung

Ein anderer Weg betrifft die eigene *Lebenseinstellung*. Manche Menschen werden deswegen ungeborgen und bleiben es, weil sie für alles Negative empfänglich sind und dabei die positiven Dinge des Lebens übersehen. Hier kann der Weg nur sein: eine Einstellungsänderung bei sich selbst zu erarbeiten und eine positive Lebensorientierung herbeizuführen. Das ist zwar nicht leicht zu schaffen, aber man kann es ja versuchen und sich von anderen Menschen dabei helfen lassen. Diese kennen nämlich oft besser die Wegweiser zur Positivität, als man selbst. Hat man die Einstellungsänderung erst einmal geschafft, ist auch die bewusste und gezielte Bewältigung von Ungeborgenheitserfahrungen zu erreichen (vgl. ▶ Kap. 13.7). Es ist dann eher möglich, die positiven Dinge des Lebens wahrzunehmen, sie zu erleben und sich daran zu freuen. Es fällt so auch leichter, die positiven Seiten der eigenen Person zu betonen. Wenn das gelingt, wirkt es wie Balsam für das eigene Selbstwertgefühl. Ein solcher Weg bedeutet den Versuch, mit sich selbst zufrieden zu werden und zu sein. Selbstwert heißt, mit sich selbst im Reinen zu sein, sich als Person zu respektieren und sich als wertvoll zu erleben. Ist das erreicht, geht alles leichter, denn in der eigenen Ruhe und Zufriedenheit wurzelt die Lebenskraft. So gesehen »ist die Zufriedenheit […] ein hohes Gut« (Hofstätter 1986, S. 137).

Ein sicherer Weg zur Geborgenheit führt über die eigene Hilfe gegenüber anderen. Wer anderen hilft und ihnen beisteht in der Not und im Leiden, hat das Gefühl, etwas von sich selbst herzugeben und etwas Gutes zu tun. Das beglückt, es macht zufrieden, und es fördert das eigene Geborgenheitsgefühl. Bekannt ist dieses Phänomen bei allen helfenden Berufen, angefangen bei der Seelsorge bis hin zu den zahlreichen Psychotherapien oder sogar auch so unterschiedlichen Dingen wie Pannenhilfe, Katastrophenhilfe, Nachbarschaftshilfe, Lebenshilfe. Anderen zu helfen und sich dessen bewusst zu sein, das stärkt das eigene Wohlbefinden, und es bedeutet faktisch, dass es anderen durch die Hilfe besser ergehen kann.

Schließlich führt ein Weg zur Geborgenheit bei sehr vielen Menschen über ihre Religiosität und den Glauben. Der Glaube gibt ihnen Halt und Kraft sowie Hoffnung, der Ungeborgenheit entgegenzutreten und sie zu überwinden, manchmal sogar ein Glücksgefühl zu haben. Der Glaube kann tatsächlich Berge versetzen, direkt Geborgenheit bei der glaubenden Person erzeugen und aufrechterhalten. Das ist ein echtes Phänomen. Dieses Phänomen konnten wir in unserer internationalen Geborgenheitsforschung auch in allen Religionszugehörigkeiten Südostasiens feststellen, wie zum Beispiel im Buddhismus, Taoismus, Hinduismus, Islam, Christentum. Es bedeutet ein immer wieder aufkommendes Glück durch den spirituellen Bezug zu übergeordneten Idealen, an denen man sich emotional und geistig orientiert.

Doch Glück als solches ist meist kurzzeitig, Geborgenheit dagegen ist im Erleben viel umfassender. Deswegen gehen wir ja sogar soweit, Geborgenheit als etwas Paradiesisches anzusehen und die Sehnsucht nach Geborgenheit als die irdische Sehnsucht des Menschen nach dem Paradies zu bezeichnen. Nun gut! Dieser Weg mag weit sein.

Der wichtigste, vielleicht weiteste, aber sicher auch effektivste Weg zur Geborgenheit führt meines Erachtens über uns selbst. Er hat zum Ziel, dass wir in uns selbst geborgen sind. Und er ist zutiefst mit unserer eigenen Aktivität zur Veränderung von Ungeborgenheitserleben verbunden, das wir selbst erzeugen und häufig aufrecht erhalten. Bei sich selbst anzusetzen, um in Geborgenheit zu leben, ist ganz offensichtlich von nicht zu überschätzender Bedeutung, vielleicht durch keine andere Vorgehensweise zu ersetzen.

Tatsächlich haben wir uns auf ein hochkomplexes und zugleich sehr positives psychisches Geschehen eingelassen, als wir 1988 mit der Geborgenheitsforschung in Bamberg begannen, sie ab 1996 international von der Universität Passau in die Länder Australien, China, Costa Rica, Deutschland, England, Guatemala, Indonesien, Irland, Malaysia, Norwegen, Österreich, Paraguay, Polen, Rumänien, Schweden, Singapur, Spanien, Thailand und Ungarn erweiterten und bis 2016 mit einer Reihe von Wiederholungsuntersuchungen (Replikationen) in Thailand, Deutschland und Österreich vorläufig abschlossen. Zeit also, aus allen Daten und Erfahrungen mit der Geborgenheit und ihrem ständigen leidvollen Begleiter, der Ungeborgenheit, ein Fazit

Helfen

Glauben

Selbst

Internationalität

zu ziehen – daraus zu lernen, wie wir Geborgenheit auch dann finden können, wenn wir selbst in Ungeborgenheit leben. Das ist das Ziel: aus jeder Ungeborgenheit herauszukommen und in Geborgenheit zu leben. Denn die Geborgenheit ist *die* wirkliche Quelle für unsere Stärke. Sie ist *das* Lebensgefühl, das uns unendlich viel Kraft gibt. Diese Kraft brauchen wir, um alle Lebenslagen souverän zu bewältigen. Auch die Internationalität der Forschungsergebnisse belegt die besondere Bedeutung der Geborgenheit für die Lebensvorgänge beim Menschen.

Literatur

Meyer CF (1986) Sämtliche Gedichte. Reclam, Stuttgart
Mogel H (2008) Geborgenheit. In: Auhagen AE (Hrsg) Positive Psychologie. Anleitung zum »besseren« Leben. Beltz, Weinheim, S 50–64
Hofstätter PR (1986) Bedingungen der Zufriedenheit. Interfrom, Zürich

Geborgenheit

Hans Mogel

H. Mogel, *Geborgenheit: Quelle der Stärke*,
DOI 10.1007/978-3-662-47478-5_2, © Springer-Verlag Berlin Heidelberg 2016

Der Mensch ist ein Geborgenheitswesen. Er sucht ein Leben lang nach Sicherheit, Wärme, Zuwendung, Hinwendung und Herzenswärme, nach Wohlbefinden, Vertrauen, Verlässlichkeit, Liebe, Akzeptanz, Schutz, Halt und Glück. Diese Merkmale sind typisch dafür, wie Menschen ihre eigene Geborgenheit erleben und erfahren möchten. Sie machen im Wesentlichen das Grundgefühl aus, nach dem wir uns alle sehnen. Was wir mit dem Wort Geborgenheit beschreiben, betrifft die Lebenssituationen, die uns positiv und förderlich beeinflussen, unserem Lebensvollzug einen wohltuenden, verlässlichen Sinn geben, ein sicheres Fundament bilden. Wir haben deswegen die Geborgenheit als ein fundamentales Lebenssystem bezeichnet.

Da wir diese Einschätzung der Geborgenheit auf alle Menschen – und in einem weiteren Schritt auf alle Lebewesen – beziehen, haben wir die Geborgenheit als ein universelles Lebensgefühl eingestuft, sie ab 1996 zusätzlich in zahlreichen anderen Kulturen untersucht und behauptet, sie sei transkulturell universell (Mogel 1995). Das bedeutet, dass die Geborgenheit in allen Kulturen ersehnt und erstrebt, vielleicht gefunden und gelebt wird. Sie ist ein Grundgefühl für ein jedes menschliches Leben und für jedes einzelne Individuum. Menschen suchen in jedem Land auf ihre eigene Weise nach ihrer Geborgenheit. Ihre Sehnsucht, der Ungeborgenheit zu entkommen und Geborgenheit zu finden, ist überall in der Welt ebenso groß wie bei uns. Die meisten Menschen haben ein verlässliches Empfinden dafür, dass sie aus ihrem Geborgenheitserleben persönliche Stärke und immense Kraft für ihr Leben schöpfen können.

Literatur

Mogel H (1995) Geborgenheit. Psychologie eines Lebensgefühls. Springer, Berlin

Ungeborgenheit

Hans Mogel

H. Mogel, *Geborgenheit: Quelle der Stärke,*
DOI 10.1007/978-3-662-47478-5_3, © Springer-Verlag Berlin Heidelberg 2016

Die Ungeborgenheit ist ein ständiger Begleiter unseres Lebensvollzugs. Sie kennzeichnet unser Leiden an uns selbst und der Welt, und da sie uns beeinträchtigt, wirkt sie zugleich als Motor unserer Geborgenheitssehnsucht. Die Ungeborgenheit hat viele Gesichter, und nahezu alle Menschen leiden an einer der Ungeborgenheitsformen, wie Kummer, Trauer, Heimweh, Abschied, Verlust, Einsamkeit, Tod, Verzweiflung, Selbstunsicherheit, Handlungsunfähigkeit. Einige dieser Ungeborgenheitsgefühle haben wir früher beschrieben (Mogel 1995). Weitere sind im Forschungsverlauf hinzugekommen, wie zum Beispiel: Streit, Aggression, Armut, Angst, Depression, Zwang, Fatalismus. Und dennoch: Betroffene können Geborgenheit finden, wenn es ihnen gelingt, die hier erarbeiteten Lösungsvorschläge, wie man aus der Ungeborgenheit herauskommen kann, zu befolgen und engagiert umzusetzen.

Schuldgefühle

Es gibt keine Schuld an der eigenen Ungeborgenheit. Deshalb sind Schuldgefühle völlig überflüssig. Sie behindern uns höchstens darin, die eigene Geborgenheitssehnsucht erfolgreich zu stillen, sie umzusetzen, also Geborgenheit zu finden. Genauer gesagt: Permanente Schuldgefühle gleichen Selbstverurteilungen, welche die erlebte Ungeborgenheit in uns festigen und uns nur daran hindern, die ersehnte Geborgenheit in uns selbst und in unseren Lebenswelten zu finden. Ein Leben in Geborgenheit ist so wesentlich für das gesamte Wohlbefinden des Menschen, dass Schuldgefühle, die das Geborgenheitserleben beeinträchtigen, zu vermeiden sind.

Literatur

Mogel H (1995) Geborgenheit. Psychologie eines Lebensgefühls. Springer, Berlin

Wie wichtig ist Geborgenheit?

Hans Mogel

H. Mogel, *Geborgenheit: Quelle der Stärke*,
DOI 10.1007/978-3-662-47478-5_4, © Springer-Verlag Berlin Heidelberg 2016

Geborgenheit ist existentiell wichtig. Schon nach der Zeugung benötigt das Kind im Mutterleib alle Versorgungsleistungen wie Wärme, Sicherheit, Hinwendung, Wohlbefinden, Schutz, Nahrung – eben alles, was das intrauterine Paradies ermöglichen kann, um die Weiterentwicklung des Kindes zu garantieren.

Voraussetzungen für Geborgenheit

Nach der Geburt ist das Kind nur unter vollständigen Geborgenheitsbedingungen, also mit einer wärmenden, liebenden, Hautkontakt pflegenden Rundumversorgung überlebensfähig. Als physiologische Frühgeburt (Portmann 1940, 1970, 1988) würde das junge Kind sonst schnell sterben. Über die gesamte Kindes- und zum Großteil über die Jugendentwicklung hinweg bedarf es geborgener Zuwendungsverhältnisse und stabiler, verlässlicher Sozialkontakte, damit aus dem Kind eine geborgene Persönlichkeit werden kann – dies ist die Seite der Entwicklungspsychologie. Die gesamten Lebensverhältnisse, inklusive ihrer Wohn-, Schutz- und Entfaltungsräume, kommen optimalerweise existenzsichernd neben einer allgegenwärtigen liebevollen, wertschätzenden Zuneigung durch nahestehende Personen hinzu, damit die erlebte Geborgenheit ein tragendes System des menschlichen Lebensvollzugs sein kann.

Solche Idealbedingungen sind allerdings eher selten, da erfahrungsgemäß oft das Leiden im und am Leben die Überhand gewinnt. Deswegen ist es nicht verwunderlich, dass wir bei der Geborgenheit – so zentral sie für jedes Leben ist – eher von einer Sehnsucht nach etwas sprechen, das doch weitgehend fehlt.

Diese Sehnsucht nach Sicherheit, Wärme, Wohlbefinden und Akzeptanz ist bei allen Menschen vorhanden. Geborgenheit ist ein menschliches Grundgefühl, und die Sehnsucht nach ihr ist in diesem Sinne transkulturell universell, in allen Menschen aller Kulturen zutiefst verankert. Allerdings wird Geborgenheit als ein Lebensgefühl von jeder Person individuell unterschiedlich erlebt, was bedeutet: Geborgenheitserleben ist individuell!

Individualität

Zweifellos ist Geborgenheit ein hochgradig wichtiges, individuelles Lebensgefühl, das die meisten von uns nicht haben, sondern sich erst erarbeiten müssen, da sie an der Ungeborgenheit leiden. Weil Geborgenheit also nicht selbstverständlich vorhanden ist, muss man eigene, individuelle Wege zu ihr finden. Das ist die Seite der Individualität. Dieser aufwendige Vorgang ist fast immer mit der Veränderung eigener Lebenseinstellungen zu uns selbst und zur Welt verbunden. Er verlangt, aktiv und ausdauernd zu sein sowie flexibel zu handeln. Wenn uns das schließlich gelingt, kann die erreichte Geborgenheit uns Sicherheit, Halt und sogar Glücksgefühle geben, aus denen Körper, Seele und Geist gestärkt hervorgehen. Gibt es ein wichtigeres Ziel im Leben? Was öffnet die Chancen für ein beständiges Leben in Geborgenheit? Was kann man selbst tun, um die Sehnsucht zu stillen?

Literatur

Portmann A (ca. 1940) Aus meinem Tierbuch. Zoologische Skizzen. Reinhardt, Basel

Portmann A (1970) Entläßt die Natur den Menschen? Gesammelte Aufsätze zur Biologie und Anthropologie. Piper, München

Portmann A (1988) Das Spiel als gestaltete Zeit. In: Flitner A et al. (Hrsg) Das Kinderspiel. Piper, München, S. 55–62

Die Sehnsucht nach Geborgenheit

Hans Mogel

H. Mogel, *Geborgenheit: Quelle der Stärke*,
DOI 10.1007/978-3-662-47478-5_5, © Springer-Verlag Berlin Heidelberg 2016

Erlebniswert

Wir können die Sehnsucht nach Geborgenheit in unseren internationalen Studien (Australien, China, Costa Rica, Deutschland, England, Guatemala, Indonesien, Irland, Malaysia, Norwegen, Österreich, Paraguay, Polen, Rumänien, Schweden, Singapur, Spanien, Thailand, Ungarn) für alle Menschen belegen. Sie alle suchen Sicherheit, Wärme, Nähe und Schutz ganz im existentiellen Sinne der Lebenserhaltung und des Wohlbefindens. Die Geborgenheit ist ein universelles Phänomen des Lebens selbst und überall mit einem hohen individuellen Erlebniswert verknüpft. Das bedeutet, sie ist im Erleben hochrangig. Dementsprechend finden wir die Orientierung hin zum Geborgenheitserleben bei allen Lebewesen.

Individualität

Geborgenheitssehnsucht ist in der Evolution des Lebens verankert (vgl. ▶ Kap. 11). Die Quellen der Geborgenheit liegen tief und steuern auch im Subhumanbereich instinktives Verhalten. Nur unter Geborgenheitsbedingungen können Tiere spielen (vgl. Portmann 1988). Die Geborgenheitssehnsucht des Menschen ist ebenfalls in der Evolution verankert, aber aufgrund weitgehender Trennung von Instinkt und Geist (»Instinktentkoppelung«) komplexer. Der Mensch kann durch sein Denken entscheiden, ob er sich in Geborgenheits- oder Ungeborgenheitssituationen begibt. Insoweit handelt er weitgehend autonom, selbstgesteuert und individuell, vorausgesetzt, es bricht von außen keine Ungeborgenheitssituation über ihn herein (z. B. Katastrophen, Unglücke, Kriege, Terroranschläge). Die Geborgenheitssehnsucht des Menschen ist individuell. Sie ist stark beeinflusst durch seine Persönlichkeitsentwicklung und damit durch Erlebnisse sowie Erfahrungen, die er bisher hatte. Dies führt beim Menschen zu einer Differenzierung und Individualisierung seines Geborgenheitssystems. Das heißt: Wie, zu welcher Zeit, an welchen Orten und unter welchen Lebensbedingungen sowie durch welche Ereignisse einer individuellen Biographie die Geborgenheitssehnsucht ausgeprägt ist, darin unterscheiden sich menschliche Individuen erheblich. Die Unterschiede der Geborgenheitssehnsucht zwischen Personen sind also sowohl genetisch bedingt als auch ein Resultat der Individualentwicklung in spezifischen Lebensverhältnissen, welche diese Entwicklung beeinflussen. Damit ist die Sehnsucht nach Geborgenheit bei allen Menschen in allen Kulturen vorhanden, aber die Vorstellungen vom Lebensparadies der Geborgenheit sind individuell und persönlich.

Literatur

Portmann A (1988) Das Spiel als gestaltete Zeit. In: Flitner A et al. (Hrsg) Das Kinderspiel. Piper, München, S 55–62

Leiden und Geborgenheit

Hans Mogel

H. Mogel, *Geborgenheit: Quelle der Stärke*,
DOI 10.1007/978-3-662-47478-5_6, © Springer-Verlag Berlin Heidelberg 2016

Individuelle Erfahrungen strukturieren die persönliche Lebenswelt und damit auch das aktuelle Erleben im Hier und Jetzt. Fast immer sind diese Erfahrungen auch mit dem Erleben von Ungeborgenheit verbunden, mit Leiden durch Verlust, Schmerz, Kummer, Sorge, Wehmut, Krankheit.

Leiden

Dass das Leben im Wesentlichen Leiden ist, das ist die Quintessenz der Einsichten zweier großer Weltreligionen, des Buddhismus und des Christentums. Demgemäß haben ihre Begründer, Buddha und Jesus, Erlösungswege aus dem Leiden aufgezeigt und vermittelt: durch Lösung und Überwindung der Ungeborgenheit (= Erlösung), die sich im Leiden festgesetzt hat und die wir im Leiden festhalten (vgl. auch ▶ Kap. 7, ▶ Kap. 8, ▶ Kap. 9). Aber die Ungeborgenheit lauert überall. Sie ist ein Leiden am und im Leben selbst. Sie kann bereits durch ganz alltägliche Einflüsse entstehen, wie etwa

1. durch die Widerständigkeit der Realität, wenn die Dinge nicht so wollen, wie wir sie wollen;
2. durch überhöhte Ansprüche an das Leben, wenn bestimmte Wünsche unerfüllt und hochgesteckte Ziele unerreicht bleiben;
3. durch Widerfahrnisse von außen, etwa bei Naturkatastrophen, wie zum Beispiel Erdbeben, Vulkaneruptionen, Orkanen, Dürreperioden, Überschwemmungen oder bei Kriegen, Terroranschlägen, Unfällen, das heißt, wenn die Ereignisse über uns hereinbrechen;
4. durch politische Konstellationen, zum Beispiel durch Regime, Diktaturen, Terrorgruppen usw., die die Lebensfreiheit minimieren und das Leben bedrohen;
5. durch die Feindseligkeit von Menschen, die Ärger, Wut, Neid, Hass und Aggressionen an ihren Mitmenschen ausagieren, zum Beispiel bei Mobbing, Stalking, Bedrohung;
6. durch Beeinträchtigungen des eigenen Organismus bei Krankheiten, die ausbrechen, sich festsetzen und sich ausbreiten;
7. durch Beeinträchtigungen von innen, bei psychopathologischen Erkrankungen, die schwer zu bewältigen sind (vgl. ▶ Kap. 8).

Solche Einflüsse erzeugen – alltäglich – Ungeborgenheit, also Leiden. Die Geborgenheit bleibt auf der Strecke, und manchmal steigt mit der Geborgenheitssehnsucht auch die Hoffnungslosigkeit, dem Leiden entrinnen zu können.

Die Geborgenheit mit all ihren lebensförderlichen Merkmalen ist das, was wir allzu gerne erleben würden. Aber das Leiden wird bei vielen Menschen schicksalhaft erlebt. Sie fühlen sich zur Ungeborgenheit verdammt und sehen kaum realisierbare Wege, dem Dauerdesaster des Leidens zu entfliehen. Es geht oft soweit, dass sie sich mit ihrem Leiden sogar identifizieren und somit alle Lösungswege in ein geborgenes Leben verneinen. Dennoch: Es gibt diese Wege. Man muss sie nur finden und dann bereit sein, sie tatsächlich zu gehen (vgl. Mogel 2010). Auf diese innere Bereitschaft zur Veränderung kommt es an, damit Erfolge auf dem Weg zur Geborgenheit tatsächlich realisiert werden können.

Literatur

Mogel H (2010) Geborgenheit. Leiden und Geborgenheit. Hauptvortrag zur Feier des 50. Jubiläums der Deutschen Multiple Sklerose Gesellschaft (18.06.2010) München

Leidensformen und Lösungswege

Hans Mogel

H. Mogel, *Geborgenheit: Quelle der Stärke*,
DOI 10.1007/978-3-662-47478-5_7, © Springer-Verlag Berlin Heidelberg 2016

Aktivität

Die Formen des Leidens sind so vielfältig wie das Leben selbst. Dasselbe gilt für die Wege, die sich eignen, das Leiden aufzulösen oder zumindest sich mit ihm zu arrangieren, es zu akzeptieren. Unzählige Leiden erzeugen wir vor dem Hintergrund unserer Erlebnisse und Erfahrungen selbst. Weitere etablieren sich wie von selbst in Form von psychopathologischen Erscheinungsbildern (Syndromen). Für jedes Leiden kann man Lösungswege finden, die leicht bis schwer gangbar sind und unterschiedliche Anforderungen an die Begehbarkeit stellen. Die Lösung selbst, nämlich aus der Ungeborgenheit des Leidens einen Ausweg zu finden, hängt jedes Mal eng mit uns selbst, das heißt, mit unserer psychischen Beweglichkeit, zusammen. Es kommt fast immer auf die Plastizität unserer eigenen Potentiale an, aufgrund derer wir Selbstveränderungen herbeiführen können. Unsere Motivation hin zum Geborgenheitserleben ist gefragt!

Nur selten geschehen solche Veränderungen einfach von selbst. Glücks- und Zufälle als Basis des Geborgenheitserlebens sind Raritäten. Es ist eher so, dass man sich das ersehnte Geborgenheitsparadies erarbeiten muss. Wenn dies gelingt, relativiert sich jedes Leiden, vorausgesetzt natürlich, man setzt die eigene Entschlossenheit und Aktivität in seinen Handlungen um. Dann wird es möglich, die notwendigen Wegstrecken zu gehen mit dem erreichbaren Ziel, aus der Ungeborgenheit heraus in die Geborgenheit zu finden und geborgen zu leben.

7.1   Einsamkeit: aus der Einsamkeit herausfinden

Einsamkeit gehört in unserer Gesellschaft zu den ansteigenden Ungeborgenheitsformen. Längst können wir sie nicht mehr auf kranke Menschen eingrenzen, um die sich niemand kümmert. Einsamkeit kann jeden treffen, wenn er, aus welchen Gründen auch immer, Kontakte verliert oder keine aufbauen kann. Das Empfinden des Einsamseins ist mit einem hohen Leidensdruck verbunden, durchaus vergleichbar dem depressiven Erleben. Einsamkeit wird – als ein dauerhaftes Phänomen – von der betroffenen Person resignierend erlebt. Einsame können weder bei sich selbst Ressourcen aktivieren, um aus der Einsamkeit herauszukommen, noch gelingt es ihnen, eine passende Gemeinschaft zu finden. Jeder Anflug der Überwindung ihrer Einsamkeit ist mit Hürden verbunden, mit scheinbar unüberwindbaren Hindernissen – und hier liegt der Knackpunkt:

Bewertungen

Zumeist sind die Hindernisse, welche aktiven Kontakt zu anderen Menschen unmöglich erscheinen lassen, selbst gebaut. Sie entstammen der eigenen Bewertung anderer Personen, die wegen ihrer Eigenartigkeit nicht für die Aufnahme von Kontakt in Frage kommen. »Dieses passt nicht, jenes passt nicht, unmöglich! Dann bleibe ich lieber gleich für mich!« Und schon ist das Leiden an der Einsamkeit festgeschrieben, dauerhafte Ungeborgenheit erreicht oder sogar vorprogrammiert. Bei einer solchen persönlichen Einsamkeit sind die

Barrieren für ihre Überwindung hoch. Warum? Die einsame Person hält an Stereotypien und vorurteilsbehafteten Bewertungen möglicher Kommunikationspartner fest. Sie verbaut sich so selbst jede Möglichkeit der Kontaktaufnahme. Jedoch: Bewertungen anderer sind bei Vereinsamten ohnehin trügerisch bis gefährlich, weil die Bewertungsmaßstäbe fast immer in der eigenen leidenden Person selbst liegen.

Das so leidensvolle einsame Erleben kann nur überwunden werden, wenn man diese einseitigen inneren Bewertungsmaßstäbe mitsamt der Bewertungen über Bord wirft und die möglichen Kontaktpersonen einfach so nimmt, wie sie sind, das heißt, sie toleriert und akzeptiert. Das ist der erste Schritt heraus aus der Einsamkeit. Er ist verbunden mit der gezielten Veränderung eigener Einstellungen und überhöhter Erwartungshaltungen gegenüber möglichen Kontaktpersonen. Ein zweiter Schritt ist möglich: Man kann sich einem der so zahlreichen und vielfältigen Vereine anschließen. Kontakte ergeben sich dann von selbst, manchmal sogar Freundschaften und mehr. Nur durch die vorbehaltlose Öffnung nach außen kann man seine eigene einsame Leidenswelt durchbrechen und ein Kernstück eines geborgenen Lebensvollzugs erreichen – durch das Finden und aktive vorurteilsfreie Aufbauen von Kontakten. Das kann der Anfang für ein Leben in Gemeinsamkeit sein. So ist die ungeborgene Einsamkeit erfolgversprechend von sich selbst aus zu bekämpfen. Geborgenheitserleben in Gemeinsamkeit wird möglich. Und die ungeborgene Einsamkeit gehört der Vergangenheit an.

Eine weitere Form ist die Alterseinsamkeit, sofern sich niemand sorgt und kümmert. Hier können und müssen die staatlichen und sozialen Hilfsorganisationen umfassende Pflegeleistungen erbringen und auch kommunikativ zur Verfügung stehen. Wo das harmonisch und einfühlsam gelingt, können alte, hilflose einsame Menschen ebenfalls Geborgenheit erleben. Wenn niemand hilft, sind Ungeborgenheit und Verelendung auf dem Vormarsch. Dies zu verhindern und den alten Menschen ein geborgenes Lebensgefühl zu vermitteln, ist eine verantwortungsvolle Aufgabe der ganzen Gesellschaft.

7.2   Vergangenheitszwang: den Zeitbezug ändern

Wer sich selbst beobachtet, wird feststellen, dass sein gegenwärtiges Erleben viel mit vergangenen Erlebnissen und Erfahrungen zu tun hat. Dass wir die eigene Vergangenheit in Form von Erfahrungen mit uns haben, ist normal. Es führt nur dann zur Ungeborgenheit, wenn die Erfahrungen aus der Vergangenheit negative sind und in der Gegenwart beeinträchtigend wirken. Obwohl gegenwärtiges Erleben also faktisch gegenwärtig stattfindet, ist es bei starkem Vergangenheitsbezug nicht auf das Hier und Jetzt bezogen, sondern auf das beeinträchtigend erlebte Damals. Das ist der kritische Punkt. Denn aktuelles Geborgenheitserleben wird auf diese Weise abgeblockt und

Überwindung des Leidens

Alterseinsamkeit

Selbstschädigendes Festhalten

die Ungeborgenheit, obwohl sie faktisch vorbei ist, kann sich weiterhin im gegenwärtigen Leben zerstörerisch ausbreiten. Menschen, die an einem solchen Zeitmuster ihres Erlebens der Vergangenheit festhalten, bleiben in der Ungeborgenheit gefangen. Noch schlimmer ist es, wenn sie zwar erkennen, dass sie mit dem destruierenden Vergangenheitsbezug ihre gegenwärtigen konstruktiven Möglichkeiten für ein erfülltes und befriedigendes Leben selbst zerstören, aber zu keiner Änderung finden können. Denn das heißt, sie leiden, weil sie ständig am Vergangenen als Basis des eigenen Lebensvollzugs festhalten.

Eine solche Konstellation des Zeitbezugs ist, wenn sie nicht aufgelöst, massiv unterbrochen oder abgeblockt wird, das sichere Ende, Geborgenheit zu finden. Häufig haben gerade diese Menschen große Zukunftspläne, die aber an der Verkehrung des Zeitbezugs und seiner starken emotionalen Verankerung im Vergangenheitszwang scheitern müssen. Wie kann man von dieser Ausgangssituation her Geborgenheit finden? Die Antwort ist ebenso einfach, wie die Umsetzung schwierig ist: durch Selbsteinsicht, Einstellungsänderung und striktes gegenwarts- und zukunftsbezogenes Denken und Handeln (Gegenwarts- und Zukunftsbezug). Man kann es lernen, man kann es trainieren, es mit Hilfe von Coaching und/oder Psychotherapie erreichen und umsetzen. Am Anfang muss allerdings die Einsicht und Überzeugung stehen, dass die als beeinträchtigend erfahrene Vergangenheit mit dem, was jetzt zu geschehen hat, nämlich Fuß zu fassen in einem existentiell sicheren, gegenwärtigen und positiv voranschreitenden Leben, nichts mehr zu tun hat. Das bedeutet, die betroffene Person wird ihrem Streben in eine geborgene Gegenwart und Zukunft von nun an keine eigenen Stolpersteine mehr in den Weg legen. Kann sie diese Aufgabe der Veränderung des bislang hinderlichen Zeitbezugs bewältigen und den Weg konsequent fortführen, hat ein geborgenes Leben bei dieser Person gute Chancen. Wird der Weg flankiert von guten Sozialkontakten und sogar Freundschaften in einem ausgewogenen sozialen Netz, kann sich die positive Einstellungsänderung konsolidieren und verfestigen. Einem geborgenen Leben stehen dann das eigene Selbst und die eigene Lebenswelt offen gegenüber, und die negative Vergangenheitsfixierung wird sich nach und nach auflösen. Die Person kann zunehmend aus der Gegenwart ihre Kraft beziehen.

7.3   Negativbewertung: positive Einstellungen etablieren

Einstellungsgenese

Unsere inneren Einstellungen sind maßgeblich dafür, wie wir uns selbst und andere Personen bewerten. Einstellungen entstehen durch Erfahrungen, die wir während langer Zeit machen. Führen negative Erlebnisse zu schlechten Erfahrungen, werden die Einstellungen zu Personen (und Dingen) dementsprechend reguliert; sie sind vermutlich ebenfalls negativ. Von unseren Einstellungen, die wir erworben haben, hängen wiederum die Bewertungen uns selbst und anderen gegenüber ab. Wird einem Kind nachhaltig und dauerhaft suggeriert, dass es nichts zu Stande bringt, nichts wert sei und dergleichen, und stammen solche abwertenden Einschätzungen auch noch von nahestehenden Bezugspersonen (z. B. Eltern, Lehrern …), resultiert die Genese negativer Einstellungen, gepaart mit einem defizitären Selbstkonzept: Die Einstellungen zu sich selbst und die entsprechenden Selbstbewertungen werden automatisch negativ. Und schon hat die Ungeborgenheit ihren festen Platz im psychischen Erleben sich selbst und anderen gegenüber eingenommen. Es sei denn, das betroffene Kind beweist kontinuierlich das Gegenteil und holt sich so selbst aus der Ungeborgenheitsfalle, die ihm die Eltern oder andere wichtige Personen ständig stellen, heraus. Gelingt dieser immense Kraftakt, die es angeblich liebenden Dauerkritiker von sich zu überzeugen, nicht, können Angst, Kummer, Sorgen, Insuffizienzgefühle und weitere Ungeborgenheitsreaktionen die Oberhand gewinnen – bis hin zu Ohnmacht und Verzweiflung.

Nach solchen und ähnlichen Mustern werden neurotische Beeinträchtigungen erzeugt und häufig festgeschrieben. Das riesige Kunststück der auf solche Weise ungeborgen gemachten Person besteht darin, trotz aller Erfahrungen die entstandenen Einstellungen zu sich selbst und die mit ihnen verbundenen Bewertungen (»Ich bin nichts, ich kann nichts, aus mir wird nichts«) in ihr Gegenteil zu verändern, also aus der erzeugten Ungeborgenheit auszubrechen. Wie ist das möglich? Indem sie versucht, die eigenen Potentiale umzusetzen, gezielt zu handeln, sich selbst zu zeigen, dass die Kritiker verkehrt gelegen haben; dass der eigene Selbstwert etwas ist, was man selber erzeugt. Gelingt es, die Hindernisse nach und nach aus dem Weg zu räumen, positive Einstellungen und Bewertungen zu entwickeln, haben ehemalige Kritiker keine Chance mehr. Und die Tür zur Geborgenheit in sich selbst und zur Welt öffnet sich immer weiter. Denn die positive Selbstbewertung hängt direkt mit förderlichen Einstellungen zu sich selbst zusammen.

Selbstwert

Ein positives Selbstkonzept erhöht faktisch die Chancen, das Geborgenheitserleben in sich selbst zu verankern. Man muss nur Zutrauen zu sich selbst erarbeiten und sicher sein, dass man wertvoll ist, ganz unabhängig davon, was andere denken und äußern. Manche Kinder schaffen es, auf der Basis ihrer eigenen Persönlichkeitsentwicklung bis hin zur schulischen Qualifikationszeit und darüber hinaus ihren Selbstwert unabhängig von jeglichen Außeneinflüssen hochzuhalten. Sie werden durch Negativbewertungen von außen nicht in ihrer positiven Selbstkonzeptualisierung gestört. Voraussetzung hierfür ist die schon frühzeitig etablierte Psychoplastizität und natürlicherweise gegebene Nichtbeeinflussbarkeit durch Abwertungen von außen (Resilienz). Inwieweit hierbei erbgenetische Faktoren und/oder Entwicklungs- und Umwelteinflüsse maßgeblich sind, lassen wir hier offen, inwieweit es von Natur aus angstfreie Personen gibt, ebenfalls. Jedenfalls erwecken solche Personen den Anschein

Psychoplastizität

einer grundsätzlich positiven Lebenseinstellung. Allerdings gibt es unzählig viele Beispiele dafür, dass sich Personen aus Negativbewertungen durch wichtige Andere erst einmal befreien müssen, um überhaupt positive Einstellungen zu sich und zur Welt etablieren zu können. Die Transformation eigener Einstellungen ist eine Grundvoraussetzung dafür, sich aus dem Teufelskreis der Negativbewertungen zu lösen. Das folgende Beispiel zeigt, wie Transformationen eigener Einstellungen erfolgreich bewerkstelligt werden können.

7.4 Negativprophezeiungen: der Fall Matschak

Schon im Kindergarten musste Herbert Matschak regelmäßig in der Ecke stehen, weil ihm das lange Morgengebet wie eine Ewigkeit vorkam, er unruhig wurde, und er Lachanfälle hatte. Ständig wurde er dafür bestraft. Er blieb dem Kindergarten schließlich fern und spielte lieber zu Hause mit seinen beiden Katzen. Denn seine verwitwete Mutter musste ganztags anderswo arbeiten, und seine ältere Schwester war vom Bruder wenig begeistert und hatte auch nicht immer Zeit für ihn. Später, nach der Grundschule, wurde Herbert auf das Gymnasium geschickt, eine große, strenge und spießige Schule, die wohl die nationalsozialistische Vergangenheit nie ganz abgeschlossen hatte. »Hier geht's ja zu wie in einer Judenschule«, schrie der altnazideutsche Mathelehrer, wenn er das etwas laute Klassenzimmer betrat.

Matschak wurde in Mathe schlechter und schlechter: Zwischenzeugnis 6,0, Abschlusszeugnis 5,0, Versetzung: ja. Vier Jahre lang prophezeite der Mathelehrer: »Matschak, aus dir wird nie etwas!«. Herbert fehlte immer öfter im Gymnasium, seiner Mutter gingen allmählich die Ideen für die schriftlichen Entschuldigungen (Bauchweh, Kopfweh, Erkältung, Schmerzen, grippaler Infekt usw.) aus.

Deutsch war Herberts Lieblingsfach, seine Besinnungsaufsätze wurden mit gut, häufig sogar mit sehr gut bewertet. Nach fünf Jahren Gymnasium bestand eine schriftliche Deutschaufgabe in der Beschreibung eines selbstgewählten Stimmungsbildes. Nach Fertigstellung konnte jeder Schüler gehen. Der frühere Mathelehrer hatte Aufsicht. Der Zeitrahmen: 4 Stunden. Herbert verließ nach gerade 40 Minuten den Schulraum. Sein Stimmungsbild auszugsweise:

Verzweiflung
Allein, verlassen, trostlos und Stille,
die Zukunft ein Nichts, kein Lebenswille,
gelähmte Seele, gebannter Verstand,
die Zukunft ein Nichts, ein Niemandsland.
…
Aasgeier, welch gräuliche Wonne,
begleiten ihn, verdunkeln die Sonne,
kein Ziel mehr im Leben und kein Licht,
unter Aasgeierkrächzen sein Auge bricht.

Der Mathelehrer hatte nach dem 15-jährigen Herbert überall suchen lassen, Schlimmstes befürchtet. Dieser aber hielt sich in einem Stammcafé älterer Damen auf. Für die hier wiedergegebene, stark gekürzte Gedichtfassung erhielt Herbert die Note 1,0.

In der mündlichen Biologieprüfung des Abiturs bekam Herbert Matschak die Desoxyribonukleinsäure und die Ribonukleinsäure als Thema. Darauf war Herbert mit Fachbüchern bestens vorbereitet. Er schrieb zwei Tafelseiten voll und erklärte alles. Begeisterung der Prüfer kam auf. »Matschak, das hätte ich Ihnen nie zugetraut!«, äußerte der frühere Mathelehrer.

An Herbert Matschak gingen die Negativbewertungen der Vergangenheit nicht spurlos vorbei. Eine schwere Angstneurose suchte ihn heim. Sie wurde psychoanalytisch behandelt. Er studierte Psychologie als Hauptstudium, war ein hochinteressanter Gesprächspartner seiner Kommilitonen und schloss schließlich von über 100 Teilnehmern die Diplomprüfung als Bester ab. Nach seiner Promotion und Habilitation erhielt Herbert Matschak einen Ruf auf einen Lehrstuhl an einer international renommierten Universität.

Herbert Matschak und ich sind heute noch immer in Kontakt. Der fachliche Austausch ist nach wie vor spannend, und jedes Mal habe ich bei diesem Kollegen und Freund das sichere Gefühl, mit einem geborgenen, in sich selbst ruhenden und zudem humorvollen Menschen zu sprechen, einer Person, die so etwas wie Ungeborgenheit nicht kennt.

An Herbert Matschak waren die Ungeborgenheitserlebnisse aus Kindheit und Jugend nicht spurlos vorbeigegangen, aber es gelang ihm offensichtlich, sie durch Transformation der eigenen Einstellungen sowie durch Eigenaktivität und Selbstaktualisierung zu bewältigen. Seine psychische Energie war offenbar über die Zeit außergewöhnlich stark geworden. Hatten ihm eventuell seine Katzen genügend Geborgenheit gegeben? Wissen werden wir es nie!

7.5 Schlafstörungen bei Grübelzwängen: Gedanken zum Stillstand bringen

Die größten Plagegeister des zum Denken verurteilten Menschen sind unsere Gedanken, besonders jene, die uns nachts keine Ruhe lassen und uns als Grübelzwänge wachhalten. Indem die Gedanken uns den Schlaf rauben, sorgen sie erfolgreich für Unruhe, Nervosität und hektische Grundstimmungen auch am Tag. So nehmen sie uns die notwendige Gelassenheit, am Tag und in der Nacht.

Was kann man gegen solche Übermacht der Gedanken tun? Man möchte doch eigentlich nur das tun, was völlig normal ist: schlafen. Es gibt verschiedene Möglichkeiten: aufstehen, sich eine Stunde gezielt mit etwas beschäftigen, was gut tut und ablenkt, zum Beispiel den nächsten Urlaub planen, aufräumen, ein Glas Wasser trinken, Dinge, die man erledigen muss, aufschreiben usw. Wieder ins Bett gehen,

Übermacht der Gedanken

Schlaf

etwas Schönes erinnern, gegebenenfalls wiederholt langsam zählen, z. B. von 1–15. Sich drehen. Autogenes Training, Meditation, Selbstsuggestion dahingehend, dass sowieso alles gelingen wird.

Es lohnt sich tatsächlich, Schlafstörungen vorzubeugen (Prävention) und den Schlaf zu schützen. Nicht umsonst nimmt er fast ein Drittel der Zeit des menschlichen Lebens ein, und er funktioniert als körperlich-seelisch-geistige Energiequelle. Während des Schlafens sind Träume als »Hüter des Schlafes« unbewusste Erlebnisse und als solche für die inneren psychischen Verarbeitungsvorgänge besonders wertvoll (Freud 1900). Auch wenn wir sie zumeist nicht auf Anhieb verstehen, helfen sie unbewusst, beeinträchtigende und förderliche Erfahrungen zu verarbeiten. Sie reinigen den unbewussten, verdrängten Ballast des Lebens und berühren oder zeigen unsere eigentlichen Wünsche. Damit regulieren sie im Schlaf unser Geborgenheits-/ Ungeborgenheitserleben. Auch deswegen ist es von hoher Bedeutung, dem Schlaf die besten Chancen zu geben und das zu tun, was Gedanken und Grübelzwänge zum Stillstand bringt. Dazu gehört es, positiv Erlebtes zu erinnern; ferner, sich Erlebnisse vorzustellen, die für einen selbst mit einem wohltuenden persönlichen Erlebniswert verbunden sind. Manchmal genügt es schon, den sich zwanghaft aufdrängenden Gedanken ihren überhöhten Stellenwert zu nehmen, indem man sie aus einer möglichst neutralen Perspektive nur beobachtet und ansonsten einfach vorbeiziehen lässt. Selbst das banale wiederholte Zählen von 1–15 kann die Schlafbereitschaft fördern, denn es hat in seiner Gleichförmigkeit eine beruhigende Wirkung. Der Schlaf kann dann in aller Ruhe von selbst kommen.

7.6   Kummer: die Zeit arbeiten lassen, Kontakt finden

Liebeskummer

Der Kummer manifestiert sich häufig als schwerwiegendes psychisches Leiden, das die persönliche Handlungsfähigkeit einschränken und sogar lähmen kann. Der Leidensdruck bei Kummer ist erheblich. Insbesondere bei Geborgenheitsverlust durch Liebeskummer ist die Person schwer betroffen, fühlt sich irgendwie ausgeliefert und ohnmächtig. Die Verarbeitung dieser Form des Kummers benötigt meist viel Zeit, da die mit ihr verbundene Verzweiflung gewaltige emotionale Ausmaße annimmt. Die scheinbar zusammengebrochene Welt einer geborgenen Liebesbindung kann nur nach und nach wieder zusammengefügt werden, durch neue Kontakte, ablenkende Tätigkeiten und Zielsetzungen, die die betroffene Person zu erreichen sich vornimmt. Was dennoch meist bleibt und vielleicht nie völlig verschwindet, ist ein Gefühl, dass irgendwann das Herz gebrochen wurde. Hier kann letztlich nur die Vergänglichkeit der Zeit längerfristig Erleichterung verschaffen.

Liebesverlust erzeugt also eine schwere Form von Kummer. Die Verarbeitung wird zusätzlich dadurch erschwert, dass die geliebte Person weiter existiert und nicht, wie bei der Trauer, endgültig verloren ist.

Der Verlust lieb gewonnener Habseligkeiten kann ebenfalls Kummer auslösen und aufrechterhalten. Menschen, die ihr eigenes Zuhause zum Beispiel durch Brand, Hochwasser, Erdbeben, Bombardierung, Enteignung und sonstige Katastrophen verloren haben, leiden lange und tief an schwerwiegendem Geborgenheitsverlust. Dieser ist durch alle Merkmale des Kummers gekennzeichnet. Insbesondere die erlebte Unwiederbringlichkeit macht ihnen schwer zu schaffen. Es bleibt ein Gefühl der Ohnmacht. Man weiß nicht recht, was man tun kann. Alles ist irgendwie leer. Es fehlen Impulse für erfolgversprechendes Handeln.

Und dennoch ist auch bei Kummer eine innere Einstellungsveränderung hilfreich. Man kann Pläne schmieden, sich ein neues Heim zu schaffen und auf diese Weise der Geborgenheit in sich selbst ebenfalls ein künftiges neues Zuhause verschaffen. Man kann für sich klären, welches Leiden an der Ungeborgenheit man selbst aufrechterhält, wenn man trotz erkannter Aussichtslosigkeit an dem Verlorenen zu stark festhält. Es erscheint sogar sinnvoll, sich klar zu machen, dass so ziemlich alles, was im Leben förderlich und geborgen erlebt wurde, irgendwann der Vergangenheit angehört, sogar das eigene Leben selbst: Kindheit, Jugend, Erwachsenenalter, Alter, Tod. Auch insoweit ist Leben tatsächlich Leiden, wie Buddha so treffsicher erkannt hat. Indem man das akzeptiert und dementsprechend denkt und handelt, kann man das Leiden lindern, vielleicht überwinden und den zunächst tiefen Kummer nach und nach bewältigen. Ganz nebenbei kann auch der eigene Humor hierfür hilfreich sein.

Bewältigung

7.7 Trauer: den Verlust überwinden, verarbeiten

Trauer erleben wir nach einer massiven Beeinträchtigung und Verarmung des eigenen Lebens durch Verlust einer nahestehenden Person. War die Bindung tiefgehend und stark, intensiviert dies das Trauererleben. Ein großer Geborgenheitsverlust ist ab jetzt zu verkraften. Der Trauerarbeit (Freud 1917) stehen schwere Bewältigungsaufgaben bevor. Es bedarf eines enormen psychischen Energieaufwandes, die enge Bindung an die verlorene Person allmählich zu lösen. Das Kriterium für diesen Aufwand ist die sichere Erkenntnis der Unwiederbringlichkeit – Trauer ist eine natürliche psychische Reaktion auf Verlust, durchdrungen von Leiden und Ohnmacht. Man weiß, dass man selbst nichts ändern kann.

Die Trauer ist darüber hinaus eine generelle seelische Reaktion auf Verlust. Selbst bei einem verlorenen Spiel, das an der faktischen Wirklichkeit der übrigen Lebensvorgänge gar nichts ändert, kann Trauer aufkommen. Trauer kann auch erlebt werden, wenn sich bestimmte Ereignisse ganz anders entwickeln, als man das selbst erhofft und er-

Trauer durch Verlust

wartet hat. Trauer ist ein Verarbeitungsmechanismus gegenüber irgendwie »verarmenden« Verlustereignissen, und dementsprechend gibt es bezüglich der Ausprägung der Trauerintensität feine Abstufungen, je nach individuellem Erleben des Geborgenheitsverlustes.

Ein dreijähriges Mädchen war während unserer Untersuchungen zur Entwicklung des Spielens beim Kind tieftraurig, als es ihr in einem Konstruktionsspiel wiederholt nicht gelang, ihr selbstgesetztes Ziel zu erreichen, einen Turm mit Klötzen so hoch zu bauen, wie der danebenstehende Tisch. Hier haben wir nach längerem ausnahmsweise der Trauerarbeit ein wenig nachgeholfen, »gemogelt«, wenn man so will. Wir haben das Mädchen abgelenkt, währenddessen das Klötze-Fundament etwas stabilisiert und – das Kind konnte sein selbst gestecktes Konstruktionsziel erreichen. Der Turmbau gelang, und aus dem vormals unglücklich-traurigen Kindergesicht erstrahlte ein erleichtertes zufriedenes Lächeln sowie der ganze Stolz darüber, ein eigenes Spielziel selbst und eigenständig erreicht zu haben. Die Tränen der Trauer wandelten sich in Freudentränen.

Verarbeitung von Trauer

Die Trauerverarbeitung geht häufig diesen Weg der Überwindung des so beeinträchtigenden Verlustgefühls. Man kann dies fast regelmäßig nach der Beendigung tief schmerzender Trauerfeierlichkeiten erleben. Es erweckt den Eindruck, als würden sich die leidenden Seelen aus dem immensen Absturz aller Gefühle in die tiefe Ungeborgenheit befreien, und die trauernden Menschen versuchen, im gegenseitigen Kontakt das so beeinträchtigende Ereignis schließlich doch positiv zu verarbeiten. »*New Orleans Function*« heißt ein Jazzstück bei Louis Armstrong, in dem exakt dieser positive Umschwung überdeutlich zum Ausdruck kommt, ein Zeichen dafür, dass das psychische Geschehen beim Menschen auch nach schweren Schlägen seine Plastizität bewahren und das Erlebte/Erfahrene verarbeiten und förderlich bewältigen kann.

7.8   Abschied: Wiederkehr erhoffen und Ziele setzen

Der Abschied ist eine Erlebenssituation aktuellen Geborgenheitsverlusts. Eine nahe, geliebte Person geht für lange Zeit. Es mischen sich die Gefühle der Trauer und des Kummers. Wehmut und Ergriffenheit kommen auf. Man ist diesen Gefühlen einer vorübergehend anhaltenden Ungeborgenheit ausgeliefert. Man weiß, die nahe Person wird bald fern sein. Gegenseitig verspricht man sich, in Kontakt zu bleiben, zu telefonieren, zu skypen, E-Mails oder SMS zu senden. Und doch, wenn er dann wirklich stattfindet, lässt der Abschied ein fatales Leeregefühl zurück, das einen vorübergehend überwältigen kann.

Zweifellos ist beim Abschied nehmen das Geborgenheitsgefühl einer wohltuenden Nähe nachteilig berührt. Der Verlust wird aktuell erlebt, und er kann so nahe gehen, dass tiefe Ungeborgenheitsgefühle aufkommen, die sich eine geraume Zeit lang halten. Wie kann man damit umgehen? Wie kann man Ungeborgenheit durch Abschied bewältigen? Ein erster Schritt ist, sich durch eine gewohnte Tätigkeit abzulenken, zum Beispiel einen Kaffee zu trinken, die Zeitung durchzublättern. Ein zweiter, weitergehender Schritt ist der Gedanke und die Hoffnung, dass die verabschiedete Person wiederkehrt. Drittens schließlich kann man sich das Ziel setzen, sie künftig einmal selbst zu besuchen. Dazu kommt die Wiederkehr des Alltags mit all seinen Handlungszielen und Erledigungen, die anstehen, mit seinen Ritualen, welche mit gewohnter Gleichförmigkeit und Verlässlichkeit das Geborgenheitsgefühl stärken.

Schließlich kann man beim Abschied zur Einsicht gelangen, dass es für das Wohlbefinden der eigenen Person in einer ereignisreichen und überraschungsvollen Welt gefährlich sein kann, emotional sich zu stark an nur eine Person zu binden. Denn dann kann bei Verlust durch Abschied die Welt zusammenbrechen. Das Loslassen können sollte immer dabei sein, wenn man zu einer anderen Person eine besondere Nähe und Wärme, ein Wohlbefinden des geborgen Seins verspürt. Dann ist Abschied mit einer Stärkung der eigenen Geborgenheitsfähigkeit verbunden. Allerdings ist das Loslassen bei enger, tiefer Bindung ein besonders schwieriges Unterfangen, selbst dann, wenn wie beim Abschied eine Wiederkehr erhofft wird. – Vielleicht spielt auch hierbei der Umgang mit der Zeit eine Schlüsselrolle dafür, sich der Geborgenheit zu versichern. Denn Zeit ist Gegenwart. Vom Hier und Jetzt aus kann man für die Zukunft planen. Gerade beim Abschied und der mit ihm verbundenen Wehmut sind solche Planungen bzgl. eines Wiedersehens entlastend und heilsam.

Loslassen können

7.9 Heimweh: Heimat realistisch einschätzen

Die Heimat wird bei den meisten Menschen als sicherer Urgrund und Schoß ihrer Geborgenheit empfunden. Haben die heimatlichen Lebensverhältnisse des früheren Zuhause, wie persönliche Beziehungen, zeitliche wie räumliche Umgebungen, das typische Essen und sein Geschmack, die persönliche Gefühlswelt geprägt, kann Heimatverlust oder das langzeitig feststehende Fernbleiben von der Heimat leicht Ungeborgenheit auslösen und aufrecht erhalten. Heimweh wird schmerzlich erlebt, der Geborgenheitsverlust kann äußerst bitter sein, wenn ein starker Vergangenheitsbezug zur Heimat die Gefühle der betroffenen Person in seinen Bann zieht. Die Sehnsucht nach der Geborgenheit in der Heimat kann grenzenlos werden, wenn eine unumstößliche Gewissheit besteht, sie nicht aufsuchen zu können. Dann nämlich kommen Ohnmachtsgefühle auf, welche die erlebte Ungeborgenheit dramatisch verschärfen: Man kann nichts machen. Jede Handlung ist dazu verurteilt, ihr Ziel, das heimatliche Zuhause, nicht zu erreichen. Das ungeborgene Erleben ist in einer Sackgasse angelangt, es ist kein Ausweg in Sicht.

Verlust der Heimat

Wer jemals von Heimweh betroffen war, kennt dieses schmerzliche Leiden genau. Wie kann man aus solcher Ungeborgenheit herausfinden? Akutes Heimweh kann man selbst lindern, indem man sich – im wahrsten Sinne des Wortes – vergegenwärtigt, welche angenehmen und schönen Seiten der aktuellen Lebenslage heimatlich, also geborgenheitsfördernd, erlebt werden können. Solche positiven Seiten des Lebens gibt es nahezu überall.

Kontaktsuche

Ein erfolgversprechender Weg, der das Leiden an Heimweh begrenzt und zur Überwindung des mit ihm verbundenen Ungeborgenheitserlebens beiträgt, besteht in einer aktiven Kontaktsuche. Bei aller Unterschiedlichkeit zwischen allen Menschen gibt es überall Personen mit einer ähnlichen, manchmal gleichen Wellenlänge. Ich benutze bewusst diesen physikalischen Begriff, weil er einen Informationsfluss und wechselseitigen Austausch in Form von Schwingungen enthält, der alle sprachlichen, ethnischen und heimatverbundenen Grenzen durchdringt und somit überwindet. Man findet fast überall Menschen, die emotional auf einer gleichen oder zumindest sehr ähnlichen Ebene schwingen und einen auch dann einfühlsam verstehen, wenn man sich sprachlich nicht verständigen kann. Das ist ein erstaunliches Phänomen der Zwischenmenschlichkeit im Sozialkontakt, das sog. Sprachbarrieren völlig unwichtig werden lässt. Die neue Heimat kann durch aktiven sozialen Kontakt gesucht und gefunden werden, manchmal sogar tiefe Freundschaften hervorbringen. Interessanterweise verändert dies schlagartig das Lebensgefühl. Die Landschaft wird schöner, die Umgebung freundlicher, die Zeit vergeht subjektiv schneller. Das Heimweh verliert nach und nach seinen Schmerz. Man kann gelassener an die Heimat zurückdenken, da die Gegenwart Gestalt angenommen hat und somit heimatlich wirkt. Man kann in Zeit und Raum gegenwärtig geborgen leben. Denn die neuen Beziehungen stärken die emotionale Sicherheit in einer vormals fremden Umgebung. Das ist wohltuend für das eigene Lebensgefühl da, wo man jetzt ist.

7.10   Fernweh: die innere Rastlosigkeit besiegen

Dass es Menschen in die Ferne zieht, ist nichts Neues und nichts Besonderes. In der heutigen Zeit sind nahezu alle Orte der Erde innerhalb von 24 Stunden erreichbar, und Fernreisen sind nicht mehr mit den Beschwerden verbunden, wie das in früheren Zeiten der Fall war. Von hier aus gesehen wäre Fernweh kein besonderes Problem.

Überraschungsgehalt

Wenn wir aber von Fernweh geplagt werden, ist das eine Form der Ungeborgenheit, die mit dem Leiden am Hier und Jetzt zu tun hat. Im Unterschied zum Heimweh bedrängt uns beim Fernweh weniger die Sehnsucht nach der Geborgenheit in vergangenen wohltuenden und gewohnten Erfahrungen mit Zeiten, Orten, Personen, Ereignissen. Vielmehr möchte man beim Fernweh der gewohnten Gegenwart von Zeit, Raum, Personen, lästigen Verpflichtungen, dem allzu gewohnten

Hier und Jetzt entfliehen in eine herbeigesehnte Ungewissheit sowie in einen Reichtum an Überraschungen in der Ferne.

Zumeist ist das Fernweh gepaart mit innerer Unruhe und Rastlosigkeit, die einen im gegenwärtigen Alltagsleben treibt. Es scheint keine interessanten, neuartigen und überraschungsreichen Erlebnismöglichkeiten im grauen Alltag zu geben. Man fühlt sich nicht in der Lage, aus sich selbst heraus sinnvolle Erlebnisse oder gar Erlebniserweiterungen herbeizuführen.

Das Fernweh hat etwas mit der beständig erlebten Langeweile eines allzu gleichförmigen Lebensverlaufs zu tun, den man selbst nicht zu positivem Erleben hin verändern kann. Demgegenüber wäre der Überraschungsreichtum des Unbekannten in der Ferne eine erhoffte Alternative, die das eigene Erleben bereichert, so meint man. Tatsächlich aber ist das Fernweh ein leidensvolles Symptom der eigenen inneren Unruhe und Unzufriedenheit mit den persönlichen Gestaltungsmöglichkeiten der Gegenwart. Man wird innerlich unruhiger und rastloser, je mehr man die Erfahrung macht, mit seinem gegenwärtigen Leben nichts wirklich Zufriedenstellendes anfangen zu können. Diese Rastlosigkeit kann sich generalisieren und alle gegenwärtigen Lebensbereiche beeinträchtigen. Wie kann man dieser Form des ungeborgenen Erlebens der Gegenwart konstruktiv begegnen?

Wer unter Fernweh leidet, sollte alles tun, um die innere Unruhe abzubauen: verstärkt Kommunikation mit anderen suchen, sich auf schöne Dinge konzentrieren, regelmäßig autogenes Training oder Meditation machen. Günstig für den Rückgewinn des Geborgenheitsgefühls im Hier und Jetzt und für den Abbau der quälenden Unruhe kann es sein, eine Reise zu planen und durchzuführen, um die beunruhigend und einengend erlebte Alltagsumgebung mit anderen Augen, nämlich von außen her, zu erleben. Die zu erlangende innere Ruhe ist das beste Gegenmittel, die Rastlosigkeit bei sich zu besiegen, damit eigene Gedanken an die Ferne nicht mit Wehmut und Leiden einhergehen. Fernweh ist also tatsächlich ein Symptom unserer Unfähigkeit, die Gegenwart zu gestalten. Und dennoch: Eine Fernreise ist geeignet, dies einem selbst klarzumachen.

Langeweile / Unruhe

Innere Ruhe

Literatur

Freud S (1900) Die Traumdeutung. Über den Traum. GW II/III (1948). Imago, London
Freud S (1917) Trauer und Melancholie. GW X (1949). Imago, London

Psychopathologische Ungeborgenheit: Chancen für Geborgenheit

Hans Mogel

H. Mogel, *Geborgenheit: Quelle der Stärke,*
DOI 10.1007/978-3-662-47478-5_8, © Springer-Verlag Berlin Heidelberg 2016

Theorienvielfalt

Noch vor einigen Jahrzehnten war es nahezu selbstverständlich, psychische Erkrankungen und das mit ihnen verbundene Ungeborgenheitserleben als Reaktion auf bestimmte Lebensereignisse anzusehen. Depression, Zwänge und Angst wurden mit psychoanalytischen und lernpsychologischen Modellen »erklärt«. Inzwischen liegt eine Vielfalt solcher Erklärungsansätze vor, die allerdings interdisziplinär zu thematisieren sind. Sie stammen aus der Psychologie, der Medizin, der Neurobiologie, der Neurophysiologie, der Neurologie, der Ethologie (vergleichende Verhaltensforschung, Verhaltensbiologie), der Psychophysiologie und der Psychosomatik. Sie sind zudem durch eine genetische Sicht im Sinne der Vererbung erweitert. Diese Theorienvielfalt betrifft die vielleicht schwerste und häufigste sowie noch am wenigsten verstandene psychopathologische Erkrankung, die durch tiefe Ungeborgenheit bei den Betroffenen geprägt ist: die Depression.

8.1   Ungeborgenheit durch Depression

Auslösender Faktor einer Depression ist fast immer ein Geborgenheitsverlust. Das gilt für die frühkindliche anaklitische, das heißt Anlehnungsdepression (vgl. Spitz 1972), die nach einer guten Mutter-Kind-Beziehung und sodann aber plötzlicher langzeitiger, über mehrere Monate hinweg andauernder Trennung entsteht. Verlust ist die Hauptursache für alle anderen Formen und Ausprägungsgrade der Depression bei Kindern, Jugendlichen, Erwachsenen und alten Menschen.

8.1.1   Erklärungsansätze zur Depression

Sehr treffend hat Walter Bräutigam bereits 1968 (1972) das depressive Erscheinungsbild gekennzeichnet: Was »auffällt, sind die sehr starken Abhängigkeitsbeziehungen zu den Eltern und überhaupt eine Tendenz zu symbiotischen Beziehungen. Gewöhnlich bestehen starke *Anklammerungstendenzen*, das Leben ist darauf ausgerichtet, Anerkennung durch die anderen Menschen zu gewinnen, sich deren Sympathie zu erhalten, sich durch Leistung um sie verdient zu machen. Der neurotische Konflikt der … Depressiven liegt in dem Gegensatz von Anklammerungswünschen und expansiv-aggressiven Tendenzen … Die *Aggressionen* werden oft auf dem Wege der *Identifikation* mit dem gehassten und geliebten Objekt (= Bezugsperson, H.M.) intrapunitiv (selbstbestrafend, H.M.) in Form der Depression abgewendet.« (Bräutigam 1972, S. 92/93).

Qualen der Depression

Was Bräutigam so exakt zutreffend für die reaktive Depression beschreibt, gilt in wesentlich stärkerem Ausmaß für schwere Depressionen: hier versinken Lebenskraft und Lebenslust in tiefen Trauerzuständen, Handlungsblockierungen, Schuldgefühlen, Kontaktängsten, Antriebslosigkeit, Rückzug, Schlafsuche und Schlafstörungen, und einem Selbstwertgefühl, das einem gelebten Desaster gleicht nach dem Motto: »Ich kann nichts, aus mir wird nichts, was ich auch mache, hat keine Aussicht auf Erfolg und keinen Sinn.« – Das depressive Leiden ist außerdem von dem ständigen Gefühl begleitet, nicht verstanden zu werden. Die Qualen werden noch verstärkt durch körperliche Einbußen, verbunden mit medikamentösen Behandlungen (Antidepressiva), zum Beispiel extreme Gewichtszunahme oder -abnahme, Bewegungsarmut, Schwächung des Immunsystems und somit Erhöhung der organismischen Erkrankungsanfälligkeit.

Hinzu kommt der bei Depressionserkrankungen nicht vorhandene sekundäre Krankheitsgewinn, das heißt die bemitleidende Anerkennung einer Erkrankung und der mit ihr verbundenen persönlichen Beeinträchtigungen. Bei einem gebrochenen Arm oder Bein oder einer Gehbehinderung wird die Beeinträchtigung von anderen Personen wahrgenommen, eventuell kommt sogar Mitleid auf. Das eigentliche Krankheitsbild der Depression dagegen wird von der alltäglichen personalen Umwelt zumeist weder wahrgenommen noch erkannt, geschweige denn verstanden. Die Qualen der Lebensangst des Depressiven muss dieser selbst tragen. Und diese Last wiegt äußerst schwer.

Bevor hier Wege aus dieser vermutlich schwersten Form einer psychischen/psychosomatischen Erkrankung, die häufig mit schweren Erschöpfungszuständen einhergeht, aufgezeigt werden, will ich darauf hinweisen, dass sie nach der weltweiten WHO-Studie über »globale Belastungen durch Krankheiten« (nach Murray u. Lopez, in Hegerl et al. 2005, S. 14) die mit großem Abstand häufigste seelische Erkrankung ist, mit stark ansteigender Tendenz bis weit über 2020 hinaus und nur noch von der Häufigkeit der kardiovaskulären Erkrankungen (Herzkreislauferkrankungen) übertroffen wird.

Häufigkeit der Depression

Psychoanalytische Ansätze führen Depressionen im Prinzip auf Bindungsstörungen (zum Beispiel zwischen Mutter und Kind) zurück und sehen ihre Entstehung »als Reaktion auf eine Verlust- und Trennungserfahrung« (Schäfer 1999, S. 34). Lern- und Verhaltenstheorien sehen »Depression als Reaktion auf mangelnde positive Verstärkung« (ebd., S. 35). Depressive wurden demnach also zu wenig gelobt, zu häufig und zu intensiv abgewertet und so in ihrer Selbsteinschätzung verunsichert.

Solche Sichtweisen sind bei schweren Depressionen ergänzungsbedürftig. Heute können wir nach gegenwärtigem Forschungsstand davon ausgehen, dass schwere und häufig sogar chronifizierte Depressionserkrankungen von Eltern und Großeltern in der erbgenetischen Ausstattung ihrer Nachfolger Spuren hinterlassen haben. Die psychosomatische Biographie seelisch erkrankter Blutsverwandter aus der Vergangenheit hat somit nicht nur die eigenen Ungeborgenheitserfahrungen geprägt, sondern in der neurobiologischen Erbsubstanz der Nachfahren substantiell Systemstrukturen in deren Organismus hinterlassen. Das bedeutet, es gibt bei der erkrankten Person bereits Potentiale für den Ausbruch gleicher oder hochähnlicher Erkrankun-

Disposition zur Depression

gen, die bereits als Disposition (Bereitschaft zur Depression) angelegt sind. Damit relativiert sich die alleinige Festlegung dieser Krankheiten auf negative Umwelteinflüsse, traumatische Erfahrungen oder die Lieblosigkeit von Eltern. Diese notwendig ergänzende Sichtweise wird zusätzlich durch eine erhöhte Therapieresistenz, durch Wiederaufbrechen der Depression nach Therapien sowie durch die häufige Tendenz zur Chronifizierung gestützt. Sie muss überdies durch die bisherigen Erkenntnisse der Neuroendokrinologie, der Biochemie und der Neurophysiologie ergänzt werden. Denn mögliche Behandlungserfolge bei schweren Depressionen kommen ohne gezielten medikamentösen Einsatz von Pharmaka nicht aus. Diese greifen in die neuroendokrinologischen Regulationsabläufe heilungsförderlich ein. Die Botenstoffe Serotonin, Noradrenalin, und das Stresshormon Kortisol sowie Dopamin sind direkt betroffen (vgl. dazu auch Hegerl et al. 2005).

8.1.2 Aus der schweren Depression zur Geborgenheit

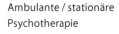
Ambulante / stationäre Psychotherapie

Eine Heilung der schweren Depression ist möglich – und damit auch Geborgenheitserleben erreichbar. Ein beeindruckendes Beispiel dafür ist Holger Reiners in seinem Buch »Das heimatlose Ich. Aus der Depression zurück ins Leben« (2005), Mitautor in Hegerl et al. 2005. Allerdings bedarf es für eine Heilung gezielter Schritte. Ein erster Schritt besteht meines Erachtens im längeren stationären Aufenthalt in einer ausgewiesenen psychosomatischen Klinik mit Spezialisierung auf das depressive Krankheitssyndrom. Das bedeutet eine längere kombinatorische Behandlung mit bewährten psychotherapeutischen Verfahren sowie sie begleitender pharmakotherapeutischer Medikation. Ein zweiter unerlässlicher Schritt besteht in einer ausgedehnten, zeitlich stabilen und verlässlichen Anschlussheilbehandlung, also regelmäßiger ambulanter Psychotherapie, begleitet durch eine angepasste antidepressive Medikation. Ein dritter Schritt sollte die beiden ersten begleiten und fundieren: Er betrifft den gezielten Wiederaufbau eines positiven, förderlich erlebten Selbstwertgefühls als Grundvoraussetzung für den Aufbau von Ich-Stärke. Dieser Schritt ist bei jeder Depression auf dem Weg zur Heilung unerlässlich. Denn das Selbstwertgefühl ist in der Depression auf einem absoluten Tiefpunkt. An seiner Verbesserung muss intensiv therapeutisch gearbeitet werden. Ein vierter Schritt muss das ganze Heilungsprozedere gezielt begleiten, nämlich das Wiedereinfinden in stabile und zuverlässige Lebensverhältnisse. Ein fünfter Schritt betrifft den beharrlichen und kontinuierlichen Wiederaufbau des sowohl körperlichen wie auch seelisch-geistigen Potentials und damit der Kraft, die eine erfolgreiche Handlungsfähigkeit ermöglicht. Ferner bedarf es der dringlichen Erkenntnis und Erfahrung, dass diese Heilungsziele auch tatsächlich erreicht werden können.

Wenn diese fünf Schritte harmonieren, kann das vormals verlorene Selbstwertgefühl sich nach und nach etablieren und festigen.
Es können die faktischen Voraussetzungen für ein geborgenes Leben
geschaffen werden. Bei allem sollte der zuvor durch Depressionen
gelähmte Patient erkennen, dass er nicht mehr ohnmächtig ist, sondern durch aktives Handeln, durch Handlungserfolg und durch ein
kontaktvolles Sozialleben sein eigenes Leben selbst bestimmt. Erst
dann sinkt der zwanghafte Rückzug in den Schlaf wegen der erlebten
Erschöpfungszustände. Die völlige Nichtbeeinflussbarkeit der vormals schwer depressiven Person durch wohlmeinende Angehörige
und nahe Bezugspersonen wird allmählich überwunden. Nun kann
sich die vormals so kranke Person vorbehaltlos nach außen öffnen.
Sie kann unvoreingenommen dem so vielseitig interessanten Leben
auf ihre eigene individuelle Weise begegnen und ihr Leben selbst gestalten, autonom und selbstbewusst.

8.1.3 Das Ende einer schweren Depression: Der Fall RCS

RCS war ein hochbegabter Student der Germanistik und Philosophie.
Er konnte sich 10- bis 15-seitige Texte nach einmaligem Durchlesen
Wort für Wort merken und sie fehlerfrei wiedergeben. Im orientali-
schen Seminar war er für die Professoren eine begehrte studentische
Hilfskraft, denn er konnte die schwierigsten Sprachen nach wenigen
Wochen perfekt beherrschen. In dieser Zeit diskutierte RCS nächte-
lang über viele Monate hinweg philosophische und sonstige Probleme
mit mir, als ich selbst noch Student war.

»Du bist mein einziger, wirklich kompetenter Gesprächspartner«,
lobte er und blickte mich an mit seinen klaren, fast beängstigend
durchdringenden Augen. Häufig kam RCS auch zum Essen, denn
sein Vater, ein Jugendrichter aus einer großen deutschen Stadt, hatte
ihm jegliches Geld gestrichen. Bei solchen Gelegenheiten erzählte er
immer wieder mit strahlenden, fast verklärten Augen, dass er eines
Tages sich seinen größten Wunsch erfüllen werde: von dem nahe der
Stadt gelegenen Waldturm zu springen, um sich umzubringen. Dass
er dies irgendwann tun würde, davon hatte er mich nach und nach
überzeugt, dass ihn niemand davon abbringen würde, davon ebenfalls. Jedes Mal, wenn er dieses Vorhaben aussprach, leuchteten seine
Augen mit einer fast satanischen Durchdringlichkeit.

Immer wieder erzählte er mir von seinem als Richter erfolgreichen Vater mit einer inneren Begeisterung und Abneigung zugleich.
Dieser habe ihn total hängen lassen.

RCS war für mich in meiner Studienzeit der interessanteste,
außergewöhnlichste, von mir geschätzteste und zugleich irgendwie
beängstigendste Kommilitone, den ich je kennenlernte. – Während
meines Psychologiestudiums haben wir uns dann aus den Augen verloren.

Beim ersten Klassentreffen 20 Jahre nach dem Abitur fragte ich einen ehemaligen Schulkollegen, den ich auch aus dem Germanistikstudium kannte, der ebenfalls die Bekanntschaft von RCS gemacht hatte, ob RCS sich nun tatsächlich umgebracht habe. »Ja, das hat er, es war ein riesiges Polizeiaufgebot«, so die Antwort.

Suizid / Mord

Nun, RCS ist das Fallbeispiel einer schweren Depression, die mit Selbstmord endete, genauer gesagt, mit einem Doppelmord: Indem er sich umbrachte, brachte er psychisch gleichzeitig seinen verinnerlichten Vater um, den er liebte und hasste. Daher erklärt sich das Leuchten in seinen Augen, wenn er seinerzeit immer wieder mit strahlend verklärtem Blick mitteilte, dass er sich umbringen wolle, und dass dies für ihn die höchste Form seiner persönlichen Geborgenheit sei.

In der melancholischen Form der Depression sind solche extremen Fälle nicht ungewöhnlich, und sie lassen sich psychoanalytisch stringent erklären. Schon 1915 verfasste Sigmund Freud innerhalb von wenigen Tagen sein theoretisches Meisterwerk »Trauer und Melancholie«, erschienen 1917, in dem er exakt den angeführten Fall theoretisch vorwegnehmend erklärte.

8.2   Ungeborgenheit durch Zwang

Wiederholungszwang

Diese besondere Form des ungeborgenen Erlebens resultiert aus der Tatsache, dass die von Zwängen beherrschte Person weiß, durch sie beherrscht zu sein. Auch wenn sie ihre Zwangsgedanken, Zwangshandlungen und Zwangsrituale für noch so unsinnig hält, muss sie diese durchführen, kann sie weder steuern noch abwenden. Das konflikthafte In-sich-gespalten-Sein wird qualvoll als Ohnmacht der eigenen Person erlebt, als blanke Ungeborgenheit in sich selbst. Wieder und wieder muss die zwanghafte Person kontrollieren, ob sie ihre Zwangsgedanken korrekt gedacht, ihre Zwangshandlungen penibel genug ausgeführt hat. Und dies führt zu Ketten von Wiederholungen (Wiederholungszwang). Bis zu 50 mal verließ eine Sekretärin ihr Büro, um zu prüfen, ob ihr Auto tatsächlich abgeschlossen war. Bis zu 150 mal prüfte ein ansonst unauffälliger Mann, ob die Tür, die er zuvor geschlossen hatte, auch tatsächlich zu war. Und bis zu 300 mal am Tag wusch sich ein sonst kontaktfreudiger Mensch die Hände, um nicht aus Kontakten mit Personen und Dingen unrein hervorzugehen.

Strafendes Gewissen

Solche und weitere Zwänge sind das Resultat aus sehr körpereigenen, triebmotivierten (sexuellen) Bedürfnissen, die auf ein penetrant strenges und strafendes Gewissen stoßen. Das ist der das Leiden erzeugende zwielichtige Nährboden des Zwangs.

Strenge Schuldgefühle

Die Gesellschaft mit ihren Zensuren, Reglementierungen und Verboten wird hierbei durch die Angst verbreitende Schuldgefühlsideologie mancher religiöser Organisationen tatkräftig unterstützt. Allein schon die Redewendung »durch meine Schuld, durch meine Schuld, durch meine übergroße Schuld« trägt zu einer zwanghaft wiederholenden Indoktrination von Schuldgefühlen, damit verbundener Angst und der dann unausweichlichen Befreiung aus Schuld und Angst durch alle Arten von Zwängen stark bei.

Wenn die zwanghafte Person vor allem wegen des Wissens über den Unsinn aller Zwänge dieselben nicht ausübt, weitet sich die schon bestehende Ungeborgenheit erheblich aus: Angst erfasst die Person und zwingt sie aufgrund des unerträglichen Leidensdrucks in die Rückkehr zu ihren bekannten Zwangsmustern – ein Teufelskreis gelebter Ungeborgenheit! Man darf sich nicht täuschen: auch die im Animismus ritualisierten Handlungen zur Beschwichtigung des Zorns der Götter und Geister beinhalten eine erwartete Angstreduktion. Dagegen werden Rituale in modernen Gesellschaften meist als gewohnte Verhaltensmuster zur Regulation von Sicherheit und Wohlbefinden durchgeführt.

Wie kommen die durch Zwänge, entstanden aus sexuell-aggressiven Trieben, gepaart mit einem überstrengen Gewissen, geplagten Personen aus dem stark zur Chronifizierung neigenden Teufelskreis der Ungeborgenheit heraus? Meines Erachtens durch eine lange und zugleich intensive tiefenpsychologische Psychotherapie, während der es gelingt, die völlig irrationale und krankheitserhaltende Verflechtung von Triebansprüchen einerseits und strafendem Gewissen andererseits aufzulösen, sodass schließlich kein Zwang mehr die ebenfalls irrationalen Ängste in Schach halten muss. Der Weg zur Geborgenheit ist bei Gelingen frei. Er kann allerdings lang und hindernisreich sein, wie es der Zwang selbst ist, den es zu überwinden und zu besiegen gilt.

Steigende Angst

Psychotherapie

8.3 Ungeborgenheit durch Angst

Während beim Zwang das eigene Aktivitätserleben beeinträchtigt ist, spielt die Angst im Leben des Menschen generell eine Rolle. Sucht man nach den eigentlichen Wurzeln der Angst in der Entwicklung des Menschen, konvergieren die Forschungsergebnisse der Bindungstheorie aus der vergleichenden Verhaltensforschung (John Bowlby 1975, Mary Ainsworth, René A. Spitz) mit denen der psychoanalytischen Theorie (Sigmund Freud, René A. Spitz, Piet Kuiper, Walter Bräutigam). Kuiper bringt es auf den Punkt, »daß die Angst, von der das kleine Kind überwältigt ist, wenn es sich selber überlassen wird, die primäre Angst ist, in der alle Angst wurzelt« (1973, S. 117). Auch wenn Sigmund Freud »die drei Hauptarten der Angst, die Realangst, die neurotische und die Gewissensangst« (1933, S. 92) und dann die verschiedenen Verlustängste ergänzt (1930, S. 164ff.), müssen wir dem noch akute Ängste hinzufügen und sie hinsichtlich des Ungeborgenheitserlebens und Wiedergewinns von Geborgenheit klären: Ich meine akute Angstreaktionen auf Extremereignisse wie etwa Kriege mit Tod, Zerstörung und Flucht; Hunger und Verhungern; Terroranschläge; Naturkatastrophen wie Tsunamis, Vulkane, Brände, Über-

Verschiedene Ängste

Umweltprogressionen /
Umweltpressionen

Psychotherapie

schwemmungen und vom Menschen selbst herbeigeführte Unglücke und Katastrophen.

Alle diese Ereignisse lösen jegliche Form der Angst aus und akute psychosomatische Schreckensreaktionen, die mit extremem Erleben von Ungeborgenheit verbunden sind, da ja alle Kennzeichen der Geborgenheit (z. B. Sicherheit, Wohlbefinden, Vertrauen usw.) auf einen Schlag verschwinden. Es handelt sich um von außen hereinbrechende Traumata. Beeinträchtigende *Umweltprogressionen* nennen wir dabei solche Katastrophen und Unglücke, bei denen das Angst auslösende Ereignis unweigerlich fortschreitet und schließlich mit dem Tod endet, wie zum Beispiel beim Untergang der Titanic 1912 mit 1517 Toten (vgl. Mogel 1990b, 1993). Von beeinträchtigenden *Umweltpressionen* sprechen wir bei solchen akut Angst und Schrecken auslösenden Ereignissen, bei denen Betroffene sich retten können und es ihnen gelingt, in der Folgezeit die erlebte Angst zu bewältigen (Beispiele: Titanic, Hudson-River-Notlandung, Selbstrettung bei Terroranschlägen).

Es gibt auch eine psychopathologische Form der Angst, die nicht ohne Weiteres von sich selbst aus bewältigt werden kann. Diese Angst kann unter Umständen extreme Formen annehmen und zu frei flottierender Angst werden. Dem vergleichbar sind akute Panikattacken, die jegliche Aktivität blockieren. Dann ist jede Handlungsmöglichkeit des betroffenen Individuums nahezu ausgeschlossen. So jemand kann durch seine Angst in seinen Aktivitäten psychisch gelähmt sein. In einem solchen Fall gibt es keine Alternative zur professionellen psychotherapeutischen Behandlung. Ansonsten aber ist Angst ein Bestandteil der normalen Lebensvorgänge des Menschen und hat auch eine gewisse Schutzfunktion. Und dennoch stimuliert sie das Ungeborgenheitsgefühl.

Wie kann man aus dem Ungeborgenheitserleben der Angst in die Sicherheit geborgenen Lebens finden? – Eine heilsame Formel hierfür gibt es nicht. Denn Angst gehört zum Leben wie der Atem zum Überleben gehört. Und dennoch gibt es Wege aus ständiger Angst in die Geborgenheit. Ein erster Weg besteht darin, Angst als Bestandteil des Lebens zu akzeptieren, ein zweiter, sich selbst in seinem So-sein-wie-man-ist zu akzeptieren, ein dritter darin, selbst seine eigene existentielle Sicherheit zu fördern, zum Beispiel durch Arbeiten, ein vierter darin, sich ein verlässliches soziales Netz von guten Freunden zu schaffen und zu erhalten, ein fünfter darin, sich Gemeinschaften, wie zum Beispiel Vereinen anzuschließen. Gemeinsam ist diesen und weiteren möglichen Wegen, dass man selbst aktiv an seiner Geborgenheit – auch in sich selbst – arbeitet und ständig versucht, seine Angstgefühle durch die eigene Gestaltung der Gegenwart zu überwinden und zu bewältigen. Je besser es gelingt, die eigene Lebenslage persönlich sicherer und stabiler zu machen und dabei Wohlbefinden hervorzubringen, desto mehr ist man in sich selbst zuhause und umso weniger kann sich die Angst ausbreiten. Sie wird auf solche Weise wie von selbst in ihre Schranken verwiesen.

8.4   Ungeborgenheit durch Paranoia

Verfolgungswahn oder »sensitiver Beziehungswahn« (Kretschmer 1950) sind synonyme sprachliche Ausdrücke für eine paranoide Störung. Solche Menschen sind in ihrer Entwicklung meist schon früh zur Triebunterdrückung, zur Hemmung grundlegender Lebensimpulse und zur Verdrängung fundamentaler Lebensinhalte gezwungen worden. Es handelt sich zumeist um sensible, schüchterne, empfindliche Menschen, die einen Ambivalenzkonflikt zwischen Wollen und nicht Dürfen in sich tragen. Dieser Konflikt kann sich durchaus steigern und regelrecht wahnhafte Ausmaße annehmen, zum Beispiel so: »Nicht ich habe starke sexuelle Wünsche und möchte Person X am liebsten verführen. Nein, Person X verfolgt mich mit ihren sexuellen Wünschen ständig und macht es mir schwer, mich zu wehren«. Mit solchen Projektionen eigener Wünsche, aber auch Befürchtungen und Ängsten entlastet sich die paranoide Person selbst von den schweren Schuldgefühlen eines überaus strengen Gewissens. Der Mechanismus einer Hineinverlegung der Motivation des eigenen Handelns in eine andere Person ist der paranoiden Person nicht bewusst. Aus diesem Grund brauchen Paranoide psychotherapeutische Behandlung mit zwei Schwerpunkten. Erstens muss nach und nach der unbewusste, zum Teil wahnhafte Mechanismus der Projektion eigener Motivationsinhalte oder Motive in andere Personen durchschaubar gemacht werden. Das direkt damit verbundene und häufig schon chronifizierte Ungeborgenheitsgefühl kann aber nur förderlich aufgelöst werden, wenn in einem zweiten, parallel dazu stattfindenden Schritt das psychische Geschehen insgesamt und das individuelle Selbstwertgefühl insbesondere gestärkt und stabilisiert werden.

Projektion

Wie schwer es allerdings ist, ein überstarkes schlechtes Gewissen (Über-Ich) mit seinen strengen, sich selbst strafenden Schuldgefühlen zu mildern und abzubauen, haben wir schon bei der Depression gesehen. Bei der Paranoia geht es zusätzlich noch darum, die wahnhaften Tendenzen zumindest zu relativieren, zu erkennen und bestenfalls aufzulösen. Dann sind die Chancen dafür gut, die innere Verkehrung der Gefühlswelt der betroffenen Person einem realistischen Lebensvollzug einzuordnen. Damit vergrößern sich die Chancen, aus dieser streng reglementierten Ungeborgenheit durch Schuldgefühle und damit verbundenen Realitätsverkehrungen in eine Welt der Geborgenheit zu finden, in der Akzeptanz, Zuneigung, Liebe und Glück möglich sind. Voraussetzung dafür ist, dass die betroffene Person ihre Tendenz, eigene Motive des Verhaltens in andere hinein zu verlegen, erkennt und sich dessen bewusst wird. Erst dann ist es ihr möglich, bei sich selbst und mit den anderen Geborgenheit zu erleben.

Gewissen / Schuldgefühle

8.5   Ungeborgenheit durch Psychopathie

Das psychopathische Bild der Ungeborgenheit und die gelebte Psychopathie weichen von den bisher dargestellten, eher neurotischen Krankheitsbildern deutlich ab. Während bei Depression, Zwang, Angst und Paranoia die Person vor allem unter sich selbst leidet, das heißt, der eigenen Persönlichkeitsstruktur und -dynamik weitgehend ausgeliefert ist, lassen ganz im Gegensatz dazu Psychopathen die anderen leiden. Ihre eigenen inneren Probleme, Unzufriedenheiten und Spannungen tragen sie ungebremst nach außen in die personale Umwelt. Sie reagieren sie an anderen Menschen ab, sozusagen zur Selbstentlastung.

Starrköpfigkeit

Selbsteinsicht ist für Psychopathen ein unliebsames Fremdwort, und Mitgefühl zeigen sie allenfalls mit sich selbst. Wer ihren eher expansiven, stark extravertierten, häufig be- und verurteilenden Bewertungen oder Anschuldigungen oder Lösungsvorschlägen eines Problems widerspricht, hat schon verloren. Er wird sogleich mit einer uneinsichtigen, starrköpfigen, kaum an die Situation anpassungsfähigen Person konfrontiert, die sich in ihrer Selbstliebe (Narzissmus) gekränkt sieht und zurückschlägt mit Wut, Zorn, Verärgerung und cholerischem Aufbegehren. All das zeigt, dass Psychopathen stark nach außen orientiert sind und zugleich erwarten, dass sich die personale Umwelt automatisch nach ihnen richtet. In dieser Hinsicht ist ihre Persönlichkeitsstruktur verfestigt.

Narzissmus

Entwicklungspsychologisch gesehen hat bei der Psychopathie das Zusammenspiel erbgenetischer und umweltbedingter Einflüsse ganze Arbeit geleistet. Natürlich spielen auch bei dieser Krankheitsform die sozial-kulturellen, die familiären Lebensverhältnisse und die entwicklungswirksamen Einflüsse eine Rolle für die Entstehung und Verfestigung. Jedenfalls scheint das Gewissen (Über-Ich) bei Psychopathen wenig streng zu sein. Sich selbst zu verändern sehen sie nicht als notwendig an. Die anderen sollen sich nur ihnen anpassen. Bräutigam (1972, S. 136) bemerkt treffend: »Psychopathen sind … extravertierte, zum Agieren neigende, für ihre Konflikte uneinsichtige und sie nach außen projizierende Neurotiker«.

Therapieresistenz

Psychopathie ist damit sehr therapieresistent. Wie kann man bei solcher klinischer Diagnose aus der Ungeborgenheit durch Psychopathie in die Geborgenheit finden? Mit Sicherheit nicht dadurch, dass man die psychopathische Person zur Einsicht bringt. Es ist im Umgang mit diesen Menschen vielmehr ratsam, ihnen aus dem Weg zu gehen, ihre Inszenierungen zu vermeiden. Man sollte die Schaubühne des Psychopathen, auf der er die Puppen seiner im Grunde eigenen Konflikte tanzen lässt, einfach vermeiden. Es ist wesentlich sinnvoller, sich am Sozialkontakt mit anderen Menschen zu orientieren, die ihr Leben mit Einfühlungsvermögen und Mitgefühl gestalten, um Geborgenheit zu finden, anstatt sich der praktizierten Wut, dem ungebremsten Zorn und dem beständigen Ärger auszusetzen, den psychopathische Personen mit ihrer narzisstischen Starrsinnigkeit erzeugen.

Dennoch sollte man im Umgang mit ihnen die Wertschätzung ihrer Person demonstrieren. Das ist schon aus Gründen einer Konfliktvermeidung ratsam. Und es schützt vor Ungeborgenheit.

8.6 Aus psychischen Störungen heraus zur Geborgenheit

Bei den erörterten fünf psychopathologischen Formen der Ungeborgenheit handelt es sich um tiefgehende psychische Störungen. Sie sind durch Eigeninitiative und versuchte Selbstveränderung allein kaum zu beseitigen. Diese Störungen bedürfen vielmehr der gezielten psychotherapeutischen Behandlung. Bevor eine solche Behandlung aufgenommen wird, ist in jedem einzelnen Fall durch psychologische Diagnostik zu überprüfen, welche speziellen Ungeborgenheitsformen das eigentliche Krankheitsbild der betroffenen Person bestimmen. An dieser Stelle ist tatsächlich eine individuumsbezogene Differentialdiagnostik notwendig. Erst dann kann entschieden werden, welche Behandlungsform oder welche Behandlungsformen in Kombination erfolgversprechend sind (= Indikationsstellung).

Diagnostik / Indikation

Früher wurde häufig nur eine Behandlungsform festgelegt und von den Krankenkassen unterstützt. Inzwischen ist bei psychotherapeutischen Behandlungen die Kombination von ganz unterschiedlichen Therapieformen, wie zum Beispiel psychoanalytische, verhaltenstherapeutische, klientenzentrierte, kognitive, achtsamkeitsbasierte Therapie mit dem Ziel einer möglichst stabilen Heilung kein Problem mehr. Ganz im Gegenteil: Die kombinatorische Anwendung verschiedener Therapien kann im Einzelfall weitaus wirksamer sein als eine einzelne Therapieform allein. So wie eine einzelne psychopathologische Störung mehrfache Ursachen haben kann (= Mehrfachdetermination), so erfolgreich kann die Mehrfachkombination therapeutischer Behandlungsformen sein. Es geht nur darum, das ausgeprägte Leiden an der Ungeborgenheit effektiv abzubauen und auf professionellem psychotherapeutisch differenziertem Weg dafür zu sorgen, dass die betroffene Person wieder selbstbestimmt (= autonom) handeln kann, sodass es ihr gelingt, ihre Gegenwart geborgen zu gestalten und einer optimistischeren Zukunft entgegenzusehen. Das ist das Hauptziel.

Kombinatorische Psychotherapie

Es geht schließlich darum, die eigene Lebensfähigkeit wiederherzustellen und zu erreichen, dass die vormals psychisch eingeschränkte Person ihre natürlichen Potentiale wiedergewinnt und sie aktiv mit ihren eigenen Lebenszielen umsetzen kann. An die Stelle des Leidens kann dann ein zunehmend geborgenes Leben treten, gepaart mit Selbstsicherheit und Zuversicht. Die Geborgenheit wird somit zu einer zuverlässigen Quelle der Sicherheit der eigenen Person. Sie gibt ihr jene Kraft, die sie jetzt braucht, um ihr Leben uneingeschränkt zu meistern.

Literatur

Bowlby J (1975) Bindung. Eine Analyse der Mutter-Kind-Beziehung. Kindler, München

Bräutigam W (1972) Reaktionen, Neurosen, Psychopathien. Ein Grundriß der kleinen Psychiatrie. Thieme, München

Freud S (1917) Trauer und Melancholie. GW X (1949). Imago, London

Freud S (1930) Das Unbehagen in der Kultur. GW XIV (1948). Imago, London

Freud S (1933) Neue Folge der Vorlesungen zur Einführung in die Psychoanalyse. GW XV (1949). Imago, London

Hegerl U et al. (2005) Das Rätsel Depression. Eine Krankheit wird entschlüsselt. Beck, München

Kretschmer E (1950) Der sensitive Beziehungswahn. Ein Beitrag zur Paranoiafrage und zur psychiatrischen Charakterlehre. Springer, Berlin

Kuiper P (1973) Die seelischen Krankheiten des Menschen. Psychoanalytische Neurosenlehre (3. Aufl). Huber & Klett, Bern

Murray CJL, Lopez AD (1996) Global Health Statistics. Global Burden of Disease and Injury Series. Harvard School of Public Health, Boston, MA

Mogel H (1990b) Umwelt und Persönlichkeit. Bausteine einer psychologischen Umwelttheorie. Hogrefe, Göttingen

Mogel H (1993) Geborgenheit. Ein vernachlässigtes Konzept in der Psychologie. Antrittsvorlesung (15.07.1993), Universität Passau

Reiners H (2002) Das heimatlose Ich. Aus der Depression zurück ins Leben. Piper, München

Schäfer U (1999) Depressionen im Kindes- und Jugendalter. Ein kurzer Ratgeber für Eltern, Erzieher(innen) und Lehrer(innen). Huber, Bern

Spitz R (1972) Vom Säugling zum Kleinkind. Naturgeschichte der Mutter-Kind-Beziehungen im ersten Lebensjahr. Klett, Stuttgart

Ungeborgenheit im Alltag – und wie man sie bewältigt

Hans Mogel

H. Mogel, *Geborgenheit: Quelle der Stärke,*
DOI 10.1007/978-3-662-47478-5_9, © Springer-Verlag Berlin Heidelberg 2016

Negative Emotionen

Unsere Alltagsgestaltung vollzieht sich häufig in gewohnten Bahnen. Dennoch werden wir von Ereignissen, Situationen und Einflüssen überrascht, die unvorhergesehen, nicht geplant und schon gar nicht erwartet sind. Es müssen nicht immer schwerwiegende emotionale Belastungen sein, an denen wir leiden, und die wir lösen möchten. Tatsächlich genügen schon die fast banalen, kleineren Vorkommnisse, die es schaffen, unsere emotionale Lage und unsere momentanen Gefühle nachteilig zu verändern. Eine unfreundliche Person, eine kleine Hinterhältigkeit, das dominante Auftreten einer übergeordneten Person, ein Stau im Straßenverkehr, Überheblichkeit, Unfairness und bestimmte Aggressionen im Alltag genügen, uns aus der Haut fahren zu lassen. Wir verschaffen uns zunächst Luft, indem wir Wut oder gar Zorn und häufig Ärger aktualisieren – allesamt negative Emotionen, die vielleicht vorübergehend befreiend erlebt werden können, aber auf die Dauer sehr beeinträchtigend auf das gesamte Wohlbefinden wirken.

Wut, Zorn, Ärger mögen tatsächlich angemessen sein, wenn manche Auseinandersetzungen im Leben gar nicht verträglich sind und auch keine Beschwichtigung absehbar ist. Dennoch lässt sich zeigen, dass diese Emotionen, wenn sie länger wirken, das Geborgenheitserleben des Menschen deutlich herabsetzen. Dies gilt besonders für Personen, die Wut-, Zorn- und Ärgerreaktionen schon fest in ihr Verhaltensprogramm integriert haben und sich dementsprechend austoben. Sie schaden damit nicht nur anderen, sondern insbesondere sich selbst.

In der heutigen Zeit sorgen – häufig im Berufsleben – Neid, Eifersucht und Missgunst für Ungeborgenheit. Noch schwerwiegendere Eingriffe in das Leben von Personen bestehen durch Verachtung, Fanatismus und Verurteilen, Entwürdigen sowie Verunsichern. Diese Verhaltensweisen gehören inzwischen leider vielfach zur aggressiven Praxis, andere zu schädigen. Wie kann man solchen zerstörerischen Verhaltensweisen konstruktiv und erfolgreich begegnen?

9.1   Wut – sie bewältigen

Wut ist eine emotionale Reaktionsweise, die eintritt, wenn die gelassenen und mäßigenden emotionalen Steuerungsvorgänge durch ein Geschehen überfordert werden und nicht mehr funktionieren. Wut beinhaltet zumindest einen situativen Kontrollverlust bezüglich der eigenen Verhaltenssteuerung. Exakt das besagt der Begriff des Wutausbruchs. Dieser entwickelt durchaus seine Eigendynamik ohne kontrollierte Überprüfung seiner schädigenden Wirkung auf andere und sich selbst. Es ist zwar nicht strafbar, wütend zu sein, aber durch Wut macht man sich nicht nur emotional Luft, sondern straft sich letztlich selbst. Wut ist nicht etwas, das den eigenen Energiehaushalt zur positiven Gestaltung der eigenen Lebensvorgänge bereichert. Ganz im Gegenteil: Wut zehrt an der verfügbaren Energie, und wenn sie öffentlich gezeigt wird, beeinträchtigt sie zusätzlich die Wertschätzung durch die Personen, welche vom Wutanfall getroffen werden. Wut ist der Geborgenheit abträglich, so oder so.

Man kann Wut bewältigen, indem man versucht, sie in gesellschaftlich akzeptiertere Verhaltensformen zu kanalisieren. Das ist nicht gleichzusetzen damit, Wut zu unterdrücken, was psychohygienisch ebenfalls ungünstig wäre. Denn nicht selten lassen die grenzenlose Dummheit, Frechheit und Arroganz von Menschen kaum andere Reaktionen als Wut zu.

Dennoch kann man Wut bewältigen, ganz im klassischen Sinne Freuds, in dem man an ihre Stelle angemessene Bewältigungshandlungen setzt, indem man die Wut sublimiert (Freud 1948). Das bedeutet, sie durch persönlich sinnvolle Aktivitäten zu ersetzen, welche zudem gesellschaftlich und kulturell akzeptiert sind. Dafür gibt es viele Möglichkeiten. Man kann den Anlass der Wut relativieren, sich persönlich wichtigeren Lebensinhalten zuwenden, sich klarmachen, dass Wut auslösende Ereignisse weder änderbar, noch aus der Welt zu schaffen sind. Schließlich kann man an der eigenen Gelassenheit arbeiten, sich in Gleichmut üben. Dann gibt es weniger Anlässe dafür, wütend zu sein. Geborgenheitserleben ist so eher erreichbar. Denn Wut ist nur eine Affektreaktion, ein emotionales Ausrasten, das einem selbst schadet und niemandem nützt. Der Wutausbruch ist ein Kontrollverlust über die eigenen Emotionen. Kann man ihn vermeiden, obwohl er berechtigt ist, bedeutet das einen großen Schritt in Richtung Selbstbeherrschung und gesellschaftliche Akzeptanz.

Sublimierung / innere Regulation von Wut

9.2 Zorn – ihn bändigen

Der Zorn ist eine heftige Form des emotionalen Kontrollverlusts, es sei denn, er wird gezielt eingesetzt. Zornige Personen erwecken überall das Gefühl, dass sie selbst aus dem Ruder geraten sind und von sehr negativen Emotionen regiert werden. Man geht ihnen aus dem Weg, meidet sie, denn die Früchte des Zorns schmecken nicht gut. Nur übermächtigen und hochgradig übergeordneten kosmischen Größen gestehen wir Zorn und zornbedingte Handlungen zu. Ein Beispiel wäre der biblische Gott, dessen zornige Gesamtvernichtung des irdischen Lebens nur die Lebewesen und Insassen der Arche Noah überleben ließ.

Ansonsten gilt Zorn als nicht respektierte affektive Entgleisung. In der asiatischen Welt stößt er gar auf vollkommenes Unverständnis und wird als starke Schwäche der zornigen Person eingestuft. Niemand versteht dort diesen extremen Verlust von Selbstkontrolle im gesellschaftlichen Miteinander. Doch in der christlichen Tradition ist der Zorn als Regulativ diverser Ereignisse durchaus ein bekanntes Thema. Wie ein roter Faden durchzieht er bestimmte Schlüsselereignisse im Alten und Neuen Testament. Der Zorn ist dort nicht nur eine etablierte Emotion, sondern auch ein Instrument der Zurechtweisung und Bestrafung von überzeugten Abweichlern und Sündern.

In der heutigen Zeit, im 21. Jahrhundert nach Christus bzw. im 26. Jahrhundert nach Buddha, hat Zorn als kaum kontrollierter Emotionsausbruch wenig Chancen auf Anerkennung. Er ist schon gar keine Emotion dafür, das Geborgenheitsgefühl der Betroffenen zu stimulieren. Ganz im Gegenteil trägt er deutlich zum Empfinden von Ungeborgenheit bei. Bereits kleine Kinder merken früh, dass zornige Aktionen wenig erfolgreich sind. Sie werden nicht belohnt und nicht gefördert, es sei denn, sie sind damit erfolgreich.

Gefährlich wird der ungezügelte Zorn im Zusammenhang von Macht- und Ideologietreue. Dies hat besonders der deutsche Faschismus der Nazizeit mit seinem inneren Zwang zu massenhaften Morden gezeigt. Ein momentanes Beispiel solchen Mordens wären die Terrorkrieger des sogenannten Islamischen Staates, die alle Abweichler von ihrem eigenen Glauben töten. Gefährlich ist der Zorn besonders auch deswegen, weil er sich in sich selbst steigern und geradezu potenzieren kann.

Selbstkontrolle

Aus der Ungeborgenheit des Zorns führt nur eine eventuell gelingende Beschwichtigung. Ist diese nicht möglich, sollte man sich selbst vor Zornausbrüchen schützen, bei sich selber durch Selbstkontrolle, bei anderen Zornigen durch eine möglichst sichere Flucht vor ihnen in gelassene und ausgewogene Gefilde, wo geborgenes Leben eher möglich ist. Die gezielte Bändigung des eigenen Zorns (= Selbstkontrolle) ist die Grundvoraussetzung, ein geborgenes Leben überhaupt erst konstant zu ermöglichen. Das ist die Hauptaufgabe leicht erzürnbarer Menschen, wenn sie Geborgenheit erleben und für die eigene Lebensgestaltung von ihr profitieren möchten.

9.3   Ärger – ihn loswerden

Gefahren des Ärgers

Das Alltagsleben des Menschen ist zu jeder Zeit seiner Entwicklung voller Situationen und Ereignisse, die Wut, Zorn und Ärger bei ihm hervorrufen können. Kein Wunder also, dass Ärger und Verärgerung zu den ungeborgenen Alltagsreaktionen des Menschen gehören. Im Klartext bedeutet das, dass wir unter dem eigenen oder selbst produzierten Ärger leiden. Natürlich sind die erlebten Anlässe für Verärgerung nachvollziehbar und subjektiv berechtigt. Insofern ist die Ärgeremotion sogar kognitiv logisch begründbar. Man ist im Recht mit seinem Ärger. Doch meist bleibt es nicht bei einer einzigen, zeitlich begrenzten Reaktion. Auch der Ärger hat die Tendenz, sich auszuweiten. Dann wird die Kombination von Wut, Zorn und Verärgerung zu einem beeinträchtigenden Dauerzustand. Stress mit all seinen hormonellen (Adrenalin, Kortisol) und kardiovaskulären (Bluthochdruck, Herzrasen) Begleiterscheinungen kommt auf. Und schon haben wir es mit einer psychosomatischen Störung unseres Organismus zu tun.

Leider löst dauerhafter Ärger auch leicht depressive Verstimmungen aus und ist somit gefährlich für die psychische Integrität und Regulation der Lebensvorgänge der verärgerten Person. Dass also Ärger eindeutig mit dem Erleben von Ungeborgenheit einhergeht, liegt auf der Hand.

Was kann man gegen die Selbstbeeinträchtigung des Geborgenheitsgefühls durch Ärger tun? Ein erster Schritt ist, den Anlass der Verärgerung zu erkennen und zu benennen. Damit ist direkt ein zweiter Schritt verbunden, nämlich die Form und das Ausmaß des eigenen Ärgers zu erkennen und zu benennen. Beides sind gezielte kognitive Aktivitäten zur Selbstdiagnostik einer beeinträchtigenden Emotion. Ein dritter Schritt besteht keineswegs darin, den Ärger, wenn er aufkommt, einfach zu unterdrücken, denn das hätte nur weitere psychosomatisch beeinträchtigende Folgen. Es geht vielmehr darum, sozial angemessene und gesellschaftlich akzeptierte Formen für seinen Ausdruck zu finden, die anderen dabei nicht zu verletzen und abzuwerten, auf keinen Fall an ihrem Selbstwertgefühl zu kratzen. Zugegeben, dieser Schritt ist eine Kunst, ein kognitiv-emotionaler Balanceakt. Wenn er gelingt, ist bereits viel vom Ärger aufgelöst.

Es gibt natürlich auch professionelle Therapietechniken, die bei der Ärgerverarbeitung hilfreich sind, zum Beispiel die mehr kognitiv orientierte Verhaltenstherapie, die klientenzentrierte Gesprächspsychotherapie, kommunikationspsychologische und achtsamkeitsbasierte therapeutische Vorgehensweisen.

Man kann auch selbst die eigene Bereitschaft zur Verärgerung effektiv senken, zum Beispiel durch Entspannungstechniken wie etwa das autogene Training, durch regelmäßige tägliche Meditation, durch Selbstreflexion der eigenen Einstellungen und durch eine bessere Kontrolle seiner Verhaltensweisen. Dies führt zu einer Klärung der eigenen Wahrnehmung und dazu, dass Anlässe zur eigenen Verärgerung ebenso innerlich bedacht werden, wie die Verärgerung selbst. Wenn das gelingt, ist der Abbau der Ungeborgenheit durch Ärger schon fortgeschritten und dementsprechend die Geborgenheit auf dem besten Weg, gelebt zu werden.

Ärgerverarbeitung

9.4   Neid – sich selbst thematisieren

Der Neid ist eine tiefe Grundemotion. Er wurzelt in der Evolution des Lebens und gedeiht bei der Spezies Homo sapiens, dem Menschen, zu einer giftigen Blüte der Ungeborgenheit. Dabei ist Neid etwas Alltägliches, durch das jede Person geplagt werden kann. Anderen geht es besser, andere haben mehr, andere können sich das und jenes leisten, haben das und dies erreicht – und man selbst hat das alles nicht. Grund genug dafür, dass Neid aufkommt.

Das Hauptproblem ist nicht nur, dass eine Person gegenüber einer oder mehreren Personen Neid verspürt, was ja ohnehin mit Unbehagen und Beeinträchtigung verbunden ist. Gefährlich wird der Neid,

Gefahren des Neides

wenn er in bestimmte Aktivitätsformen umschlägt, die darauf abzielen, die beneidete Person zu schädigen. Was eigentlich zunächst nur ein inneres Ungeborgenheitsproblem der neidischen Person war, wandelt sich nun in diverse Formen der Aggression: das gezielte Schädigen der beneideten Person (weil diese mehr hat, mehr ist, erfolgreich ist usw.). Der Neid wird innerlich angereichert mit Eifersucht und/oder sogar Hass und äußerlich durch gezielte Schädigungsaktionen der beneideten Person gegenüber ergänzt. Man möchte die beneidete Person, die ja subjektiv den eigenen Selbstwert herabsetzt, gewissermaßen »vernichten« – dies wäre eine hochdestruktive Form der Bewältigung von Neid, deren Praxis in unserer Gesellschaft so funktioniert: Verunglimpfung, üble Nachrede, öffentliche Herabwürdigung, Schlechtreden, Mobbing, Stalking usw. Wie kann der Neider seinen Neid und damit seine Ungeborgenheit bewältigen, wie sich der Beneidete und oft Beschädigte vor ihm schützen?

Bewältigung des Neides   Neid ist zu bewältigen, indem man sich selbst thematisiert. Wer sich bemüht, seine eigenen Potentiale umzusetzen, viele Dinge zu tun, die ihm wichtig sind, und Zufriedenheit im eigenen Leben anstrebt, vielleicht sogar findet, der kann auf die Bewertung anderer verzichten und ebenso den Vergleich mit ihnen unterlassen. Damit gibt es keinen Anlass für praktizierten Neid.

Die beneidete Person, die sich aggressiven Übergriffen ausgesetzt sieht, muss sich schützen: nicht gereizt reagieren, möglichst gelassen bleiben, vielleicht die offensichtliche Bedrängnis bei sich selbst ignorieren, möglichst wenig oder keinen Anlass für weitere Angriffe geben, eventuell – wenn all das nicht hilft – auch einmal Schwächen zeigen. Nach meiner Erfahrung kann das zumindest die scharfen Waffen von Neidern etwas stumpfer machen und die Anlässe ihrer bedrohlichen Aktionen verringern. Günstig ist, den Neidern als betroffene Person stets freundlich zu begegnen, ihnen Wertschätzung zu zeigen. Wer es schafft, über seinen eigenen Schatten als beneidete Person zu springen, kann den Neidern vielleicht sogar Zuwendung signalisieren. Das jedenfalls entkräftet den Neid. Es ist eine positive Form der Bewältigung.

9.5   Eifersucht – sie abbauen

Die Eifersucht ist dem Neid verwandt und ebenso wie dieser in den Lebensvorgängen selbst verwurzelt. Häufig kommt es zur Eifersucht zwischen sich nahestehenden Personen, die sich hinsichtlich ihrer Wertschätzung vergleichen. Schon früh hat Alfred Adler in der Psychologie die Geschwistereifersucht hervorgehoben (Adler 1930). Aber Eifersucht ist ein viel universelleres Phänomen, sodass man sie nicht nur in Verwandtschaftsverhältnissen thematisieren darf. Es gibt den eifersüchtigen Mitschüler, Lehrer, Kollegen, Ehegatten, Berufskollegen, usw. Die Eifersucht existiert in vielen Lebensbereichen als gelebtes Ungeborgenheitsphänomen. Fast immer hängt sie mit dem

Gefühl zusammen, dem Eifersuchtsobjekt gegenüber zu kurz gekommen oder benachteiligt worden zu sein. Solche Gründe für Eifersucht können real erlebt werden. Es kommt durchaus vor, dass Eltern das eine Kind gegenüber dem anderen benachteiligen, was natürlich Eifersucht auslösen kann. In Bildungsinstitutionen wie Schulen gibt es auch heute des Lehrers Liebling und solche Schüler, die eher unbeachtet bleiben. Solche realen Ungleichheiten sind der ideale Nährboden für die Entstehung und Aufrechterhaltung von Eifersucht. Aber Eifersucht kann sich auch als ein Persönlichkeitsmerkmal dauerhaft etablieren. Prädisponiert dafür sind Personen, die eifrig nach eigenen Nachteilen gegenüber Vergleichspersonen suchen und diese auch finden. Sie leiden darunter und kompensieren dies mit Eifersucht.

Eine Möglichkeit, die Eifersucht in sich selbst abzubauen, ist, diese bei sich zu erkennen und zu thematisieren. Gelingt das, ist ein erster Schritt zur Bändigung der Eifersucht bereits erfolgreich vollzogen. Ein zweiter Schritt geht über die Selbstthematisierung der Eifersucht hinaus. Er besteht darin, aktiv handelnd und selbstwirksam eigene Ziele zu verfolgen, und zwar möglichst solche, die auch erreichbar sind. Wenn das gelingt, wird die Erfahrung der eigenen Selbstwirksamkeit (*self efficacy*, Bandura 1977) zu einem tragfähigen Fundament für erfolgreiches Handeln. Dies stimuliert das Selbstwertgefühl außerordentlich. Es erhöht die eigene Selbstsicherheit enorm. Es steigert das Gefühl, selbst wirklich wertvoll zu sein. Wer einen solchen Weg bei sich selbst geht, entzieht seiner Eifersucht buchstäblich den Boden, und die damit verbundene Ungeborgenheit verschwindet von selbst. Auch bei der Bändigung und Bewältigung von Eifersucht wird also die ersehnte Geborgenheit real erreichbar, vorausgesetzt, man arbeitet an sich selbst, das heißt, an seinen beeinträchtigenden Emotionen, indem man ihnen erfolgversprechende Motivationen und Handlungsziele entgegensetzt. Gelingt dies, ist der Eifersucht der Nährboden entzogen, und das soziale Miteinander hat bessere Chancen auf geborgene Kommunikation. Eifersucht wird damit überflüssig. Ein geborgenes Miteinander wird möglich.

Eifersuchtsabbau

9.6 Missgunst – sie neutralisieren

Das Phänomen des Missgönnens kann sich auf alles beziehen, was andere haben, sind, oder können. Demgemäß stehen Besitzgegenstände wie Autos, Häuser, der berufliche Status wie zum Beispiel ranghöhere Positionen oder eben besondere Kompetenzen, also besondere erfolgreiche Fähigkeiten einer oder mehrerer Personen, im eigenen Fadenkreuz der Missgunst. Dies ist nur die eine Seite der Missgunst. Eine zweite betrifft direkt ihre psychosoziale Seite. So gut wie immer missgönnt die eine Person einer bestimmten anderen etwas. Es fällt ihr schwer zu akzeptieren, dass es in den Bereichen des Habens, des Seins oder des Könnens beachtenswerte Vorteile der anderen Person gibt.

Missgünstige Personen können es nicht leiden, im sozialen Vergleich mit bestimmten anderen Personen schlechter abzuschneiden. Bei den von Missgunst betroffenen Personen kann es sich sowohl um nahe Bezugspersonen handeln als auch um solche, welche die missgönnende Person nicht einmal näher kennt. Die Ziele der Missgunst können also ebenso weit gestreut sein wie die konkreten Sachverhalte, welche die Missgunst auslösen, zum Beispiel mehr Geld haben, höher angesehen sein, mehr Kompetenzen haben und erfolgreich sein.

Gefahren durch Missgunst

Ebenso hat die Missgunst selbst mehrere unterschiedliche Wurzeln. Ein schwankendes, unsicheres Selbstwertgefühl, existentielle Verunsicherung und vorurteilsgesteuerte Wahrnehmungsmuster sind häufig an der Entstehung von Missgunst beteiligt. Außerdem lassen sich auch die Ungeborgenheitsmuster wie Ärger, Neid und Eifersucht als Bedingungen und Begleiterscheinungen der Missgunst nachweisen. Durchbrechen diese Muster zusammen mit der Missgunst die gesellschaftlichen Regeln und Schranken des Verhaltens, können Schädigungshandlungen der missgönnenden Person für die betroffene Person gefährlich werden: Aggressionen wie Sachbeschädigung, Rufmord, Vorverurteilung und Entwürdigung, zum Beispiel durch Gewalt, Lügeninszenierungen, Mobbing bis hin zur körperlichen und seelischen Bedrohung lassen sich bei ernsthaft missgönnenden Personen nachweisen.

Die Missgunst gehört eindeutig zu den Ungeborgenheitsereignissen, die im Prinzip eine Täter-Opfer-Struktur haben. Sie ist geeignet, die Ausgewogenheit des sozialen Zusammenlebens empfindlich zu stören oder gar zu zerstören. Deswegen ist die Missgunst als ein sehr ernst zu nehmendes Ungeborgenheitsphänomen einzustufen.

Abbau von Missgunst

Wie kann die missgönnende Person ihre Missgunst als ein selbst- und zugleich fremdschädigendes psychisches Geschehen erkennen, und wie kann sie es bei sich selbst ändern?

Das Erleben der Missgunst ist mit ähnlichen negativen Gefühlen verbunden, wie das beim Ärger, beim Neid, und bei der Eifersucht der Fall ist. Hinzu kommt noch der innere Drang, sie nach außen umzusetzen. Das ist ihre wirklich gefährliche Seite. Vandalismus, Mobbing und Entwürdigungsszenarios können resultieren. Nur wenn es der missgönnenden Person gelingt, die beschriebenen Tendenzen bei sich selbst zu erkennen und einzusehen, dass ihr eigenes Ungeborgenheitserleben exakt mit ihrem Symptom, nämlich missgönnend zu sein, zusammenhängt, bestehen Veränderungsmöglichkeiten.

Ein inneres Leiden an der eigenen selbst- und fremdschädigenden Einstellung und die Einsicht in diesen Zusammenhang bilden eine unbedingte Voraussetzung dafür, die Missgunst bei sich selbst abzubauen. Gelingt das, können günstige Veränderungen zügig von statten gehen. Die Person lernt, sich nicht mehr mit anderen zu vergleichen. Sie lernt überdies, sich selbst und andere Personen nicht mehr hinsichtlich des Habens, Seins und Könnens zu bewerten. Sie lernt schließlich, generell überhaupt nicht mehr zu bewerten. Sie überprüft immer wieder, inwieweit ihr das Nicht-Bewerten und Nicht-

Vergleichen gelingt. Je besser ihr das gelingt, desto weniger Chancen bestehen bei ihr für Ungeborgenheit durch Missgunst. Für das Geborgenheitserleben und die Aufrechterhaltung der Geborgenheit ist eine solche persönliche Entwicklung günstig, wenn sie beständig und achtsam, eben bewusst aufmerksam erfolgt.

9.7 Verachtung und Fanatismus – sie meiden

Jemanden mit Verachtung zu strafen, ist eine der effektivsten Formen, den Sozialkontakt zu einer Person vollständig zu unterbinden und sogar abzubrechen. Verachtung wird im Alltag mit einer Strafe gleichgesetzt. Verachtet zu werden kommt einem so vor, als wenn die mit Verachtung reagierende Person die Notbremse hinsichtlich des Sozialkontakts mit der anderen Person gezogen hat. Voraussetzung dafür, dass es überhaupt zu dieser strafenden Form der sozialen Ab- und Ausgrenzung kommt, ist die fast immer gegebene Tatsache, dass zwar zuvor zwischen beiden sehr wohl Kontakte bestanden, aber letztendlich negative, aggressive, beschuldigende und verletzende. Wer mit Verachtung reagiert, muss zuvor persönlich verletzt worden sein. Denn Verachtung beinhaltet ja nicht nur den strafenden Aspekt, sondern auch den eines konsequenten Ignorierens. Beides ist ein Resultat der Tatsache, dass sich Probleme im kommunikativen Austausch nicht mehr beschwichtigen oder gar lösen lassen.

Es gibt aber noch viel weitergehendere und schwer diskriminierende Steigerungen der Verachtung, nämlich die Menschenverachtung. Zum Leidwesen der Menschheit gehört die traurige Tatsache, dass schon eine andere Hautfarbe, eine andere Religionszugehörigkeit, eine andere Sprache, eine andere Herkunft genügen, damit von bestimmten Menschen, politischen Gruppierungen, Terrororganisationen, Nationalisten und religiösen Extremisten die Verachtung in ihre menschenunwürdigste Form gesteigert wird. Die Verachtung geht dann einher mit Folter, Verschleppung, blindwütigem Morden und allen nur erdenklichen Formen des Verbrechens. Die Nachrichten der Medien sind alltäglich voll von Informationen hierüber. Verachtung ist also eine aktive Form der Erzeugung aller Abstufungen der Ungeborgenheit, von der sozialen Ausgrenzung bis hin zum grausamen, heimtückischen Mord und Massenmord.

Menschenverachtung

Wie kann man bei so extremen Manifestationen der Ungeborgenheit noch positiv denken und sogar Wege zur Geborgenheit sehen? Wohl kaum. Denn die Beseitigung der Verachtung würde ja eine Einsicht der betreffenden Personen in die innere Entstehungsdynamik und Organisation ihrer eigenen Ungeborgenheitsorientierung voraussetzen. Genau das ist beim Verachtungsfanatismus nicht der Fall. – Hier wirken offenbar nur zwangsweise Maßnahmen wie Flucht, sich vor weiteren Angriffen zu verbergen, und wenn nötig, aktive Gegenwehr. Aber Selbsteinsicht als Grundlage der Veränderung der eigenen Missachtung bis hin zum Geborgenheitserleben kann man

Fanatismus

wohl kaum erwarten. Fanatiker halten ebenso wie Terrorregime an einseitigen Denkformen fest. Sie missachten das Lebenswohl anderer und leider in krimineller Selbstüberheblichkeit das Leben selbst. Missachtung, Verachtung bis hin zum Morden in allen erschreckenden Ausmaßen prägen ihren Lebensstil. Es fehlt ihnen vollständig an selbstkritischer Reflexion. Schuldgefühle kennen sie nicht, und daher bremsen sie diese auch nicht bei ihren menschenverachtenden, verbrecherischen Taten.

In der Menschheitsgeschichte des letzten Jahrhunderts hat sich die lebensverachtende Einstellung in Massenterror, Völkermord und millionenfach schweren Verbrechen manifestiert. Das Morden gehörte zum Alltag. In vielen Teilen der Erdbevölkerung kommt es auch gegenwärtig zur aggressiven Zerstörung, Mord, Flucht in allen erdenklichen Ausmaßen. Hier fehlen einem die Worte, die Ausmaße der menschlichen Grausamkeit zu beschreiben und wirksame Maßnahmen der Geborgenheitsfindung durch Überlebende und Betroffene aufzuzeigen. Die betroffenen Menschen können auch in der Zukunft nicht unbeschwert in ihrer eigenen Gegenwart leben und sie mit dem Gefühl der Sicherheit gestalten. Denn die vergangenen menschenverachtenden Ereignisse haben Traumata hinterlassen, die nicht vergessen werden können.

Manche Sozialstaaten setzen die zu überwindenden Hürden für Kriegs- und Terrorhinterbliebene zu hoch. Die geschädigten Menschen haben mit behördlichen Barrieren zu kämpfen, wenn sie bleiben möchten, die für viele von ihnen unüberwindlich sind. Häufig werden sie wieder abgeschoben in das Elend, aus dem sie gerade mit ein wenig Hoffnung auf Geborgenheit geflohen waren.

Das Leid aller von Verachtung und Fanatismus geschädigten Personen könnte durch mehr Offenheit, Akzeptanz und Toleranz gemindert werden. Das wäre ein erster Schritt, die Türen zur Geborgenheit zu öffnen.

9.8   Verurteilen – Toleranz, Akzeptanz aufbauen

Bewerten

Die Entwicklung der Sozialität, des Geistes und des Bewusstseins vor ca. 1,5 Millionen Jahren hat den Menschen mit der Entstehung eines Zeitgefühls konfrontiert und damit, Kultur und Glauben da zu entwickeln, wo er sich die Ereignisse seiner Welt und Umwelt noch nicht erklären konnte. Aus dieser Zeit der Stammesentwicklung des Homo sapiens (Anthropogenese) stammt die Lebenssituation, sich Dinge und Ereignisse irgendwie erklären zu müssen, sie zu beurteilen und zu bewerten. Die Kultivierung überlebensfördernder Verhaltensweisen beeinflusste das Sicherheitsgefühl, und prompt in diesem Zusammenhang wurden die ersten Regeln, Normen und Verbindlichkeiten des Verhaltens geschaffen. Der Mensch lernte sowohl zeitliche Abfolgen einzuschätzen als auch Verhaltensweisen zu bewerten und zu beurteilen. Zusätzlich lernte er soziale Erwartungen aufzubauen, die den gemeinsamen Überlebenserfolg sicherer zu machen schienen. Eine logische Konsequenz dieser langsam sich entwickelnden Konstellation war, diejenigen Verhaltensweisen zu verurteilen, die dem normorientierten Verhaltenskodex nicht entsprachen. Beurteilen, Bewerten und Verurteilen markieren evolutionäre menschliche Entwicklungsfortschritte, die sich langfristig als trügerisch und verhängnisvoll für die Spezies Homo sapiens manifestieren und auswirken sollten.

Weit über eine Million Jahre später haben wir die fatale Situation, dass der Mensch gar nicht mehr anders kann, als alles und jedes zu bewerten und seine inneren Lebenseinstellungen sowie nach außen wirksamen Verhaltensweisen aufgrund seiner Bewertungs- und Beurteilungsvorgänge zu planen und durchzuführen.

Bewerten, Urteilen und Verurteilen hängen vor diesem Hintergrund beim Menschen in einer unauflöslichen Einheit zusammen. Je kultureller, normativer und an verbindlichen Gesetzen orientierter er seine Verhaltensgrenzen festsetzt, desto heimtückischer, weil in den Auswirkungen zu Ungeborgenheit führend, werden seine Urteile im Sozialbereich. Bewertungen geraten ab da leicht zu Verurteilungen, die der Mensch rational immer rechtfertigen kann. – Das ist die gegenwärtige Situation des Menschen. Sein sogenannter Geist arbeitet nach einem ziemlich starren Mechanismus, der ständig Bewertungs-, Beurteilungs- und eben auch Verurteilungsaktivitäten hervorbringt.

Seit mehreren tausend Jahren versucht sich der Mensch zum Teil von der Übermacht seiner Bewertungen zu befreien. Das gelingt aber nur wenigen, die zum Beispiel Techniken der Meditation und der Selbstreflexion täglich erfolgreich anwenden. – Viel leichter dagegen fällt ihm das Verurteilen der anderen, weil er damit den eigenen Frust abladen kann und diejenigen Opfer findet, die er zur Selbstentlastung beschuldigt und verurteilt.

Vor allem im Alltag und im Sozialkontakt ist das Verurteilen gang und gäbe, nämlich in »Gedanken, Worten und Werken«. Das Verurteilen ist aber eine Tätigkeit, die in jedem Fall Unbehagen und Ungeborgenheit erzeugt, weil es unausweichlich Personen im sozialen Gefüge benachteiligt. Die Geschichte ist voller bekannter Verurteilungen, zum Beispiel Sokrates, ca. 399 v.Chr., Jesus von Nazareth, ca. 33–36. n.Chr. Weil aber das Verurteilen beim Menschen alltäglich die Ungeborgenheit fördert, müssen wir fragen, wie man dem Verurteilen begegnen kann.

Meines Erachtens besteht ein erster Schritt darin, uns die Art und Weise, dass und wie wir andere und häufig auch uns selbst verurteilen, überhaupt bewusst zu machen. Dann können wir uns nämlich beim Verurteilen selbst ertappen. Ein zweiter Schritt ist, mit der ständigen Bewerterei von allem und jedem aufzuhören, die anderen zu lassen, wie sie sind, das heißt, Toleranz und Akzeptanz zu üben. Ein dritter Schritt besteht im Aufbau persönlicher Gelassenheit, von Gleichmut und Besonnenheit, weil das dabei hilft, Verurteilungen von anderen bei sich selbst zu stoppen. Ein vierter, meist nur von wenigen prakti-

Verurteilen abbauen

zierter Schritt, ist die aktive und gründliche Selbstreflexion, was bedeutet, sich selbst, das eigene Denken, die eigenen Gefühle, Absichten und Ziele ins kritische Visier zu nehmen, und das möglichst regelmäßig. Denn dann ordnen wir uns selbst der eigenen aktiven Kontrolle unserer Urteilsmuster zu und überprüfen sie zugleich. Ein fünfter Schritt besteht in der Beachtung und Erkenntnis der Folgen unseres Verhaltens in der sozialen Interaktion. Denn sie lassen Rückschlüsse über eventuelle Unzulänglichkeiten unseres permanenten Urteilsverhaltens zu.

Die Verwirklichung dieser Überlegungen ist und bleibt schwierig, weil das Bewerten, Beurteilen und Verurteilen wie ein Stempel der eigenen evolutionären Entwicklung in uns steckt. Das bedeutet, dass wir uns permanent anstrengen müssen, die Kontrolle darüber zu bewahren, was wir denken, was wir tun, und mit welchen Folgen wir bewerten und urteilen. Wenn es gelingt, all das zu beachten, haben Verurteilungen anderer wenig Chancen, das eigene Geborgenheitsgefühl und das der anderen ständig zu verletzen.

9.9   Entwürdigen – die eigene Würde schützen

Wenn jemand öffentlich an den Pranger gestellt, beschimpft, verspottet oder sogar körperlich gequält wird, dann ist das eine schlimme Form der Entwürdigung. Alles Lebenswerte wird so jemandem auf brutale Art und Weise genommen. Ein Beispiel für eine der wohl bekanntesten Entwürdigungen in der Menschheitsgeschichte ist der Vorgang vor und während der Kreuzigung des Jesus von Nazareth, nachdem es ihm nicht mehr gelungen war, sich weiter vor den Pharisäern zu verbergen und zu schützen. Jede Form der Folter, jede gezielte Gewaltausübung und jede Erniedrigung eines Menschen vor anderen ist zugleich eine Entwürdigung.

Entwürdigungen, so niederträchtig und gemein sie auch sind, gehören leider zum menschlichen Leben. Gemeinsam ist allen Formen der Entwürdigung, dass es sich dabei um gezielte und aggressive Beschädigungen der Würde des Menschen handelt. Sie führen automatisch ins Ungeborgenheitserleben.

Menschenwürde   An den erstrangigen Grundsatz im Grundgesetz der Bundesrepublik Deutschland, Art. 1, »Die Würde des Menschen ist unantastbar.« halten sich bei weitem nicht alle, auch manche staatliche Organisationen nicht (vgl. Mogel 1990c). Für die Nichtbeachtung der Menschenwürde könnte ich viele einschlägige Belege anführen, möchte es aber lieber der Leserin und dem Leser selbst überlassen, solche Erfahrungen zu machen oder zu haben. Nur eines: Die Art und Weise der öffentlichen Verunglimpfung des mit dem höchsten Amt im Staat betrauten Bundespräsidenten vor einiger Zeit war eindeutig eine aktive öffentliche Entwürdigung der Person und des betroffenen Menschen. Wie so oft und in diesem Fall öffentlich in allen Medien wurde dieser Präsident – auch von sogenannten hochstehenden, klugen Persönlichkeiten – entwürdigt, der Leitsatz des Grundgesetzes mit Füßen getreten.

Aber Entwürdigungen sind noch viel alltäglicher. Eltern können ihre Kinder entwürdigen, indem sie sie öffentlich blamieren. Kinder können ihre Eltern entwürdigen, indem sie sie vor anderen beschimpfen und zu Schuldigen für eigene Unzulänglichkeiten abstempeln. Lehrer können einzelne ihrer Schüler entwürdigen und Schüler den einen oder anderen Lehrer entwürdigen. Alltagsbeispiele für Entwürdigung ließen sich beliebig fortsetzen. Fragen wir nun lieber, wie Würde und Entwürdigung mit der Geborgenheits- und Ungeborgenheitsregulation zusammenhängen.

Die Würde des Menschen ist innerhalb der Gesellschaft, in der er lebt, das hochrangigste Gut. Sie ist schützenswert und unantastbar für jeden Menschen, unabhängig von Glauben, Religionszugehörigkeit, gesellschaftlicher Stellung, Hautfarbe, Sprache, Staatsangehörigkeit und persönlichen Schwächen. Allen diesen und weiteren Merkmalen, die für eine individuelle Person zutreffen, ist ihre Würde übergeordnet.

Das Gefühl seiner persönlichen Würde sollte jeder Mensch behüten wie einen ureigensten Schatz. Wie das eigene Selbstwertgefühl trägt die Würde zur Konsolidierung des persönlichen Geborgenheitserlebens bei. Die eigene Würde ist zugleich ein innerer Schutz für die Persönlichkeit vor allen erdenklichen Außeneinflüssen. Wird die Würde durch entwürdigende Einflüsse beschädigt, ist dies nur schwer wiedergutzumachen. Wer eine andere Person entwürdigt, »versündigt« sich sehr weitgehend. Eine bloße Entschuldigung kann die Schädigung der entwürdigten Person kaum beheben. Denn die Menschenwürde ist etwas, das uns immer noch bleibt, auch wenn wir alles andere schon verloren haben. Sie ist die ureigenste innere Säule für das Erleben der Geborgenheit in sich selbst.

Weil Entwürdigungen im Alltag inzwischen nicht mehr selten sind, werden Maßnahmen der Vorbeugung (Prävention) gegen ihre Auswirkungen zu überlegen sein. Eine Maßnahme ist, sich von sprachlichen Entwürdigungen nicht beeindrucken zu lassen. Wenn jemand aus seiner Machtposition heraus andere entwürdigt, sollten die Organe der Gesellschaft zur Kontrolle von Machtmissbrauch wirksam werden. Günstig ist auch, wenn es gelingt, sich den machtmissbrauchenden Personen möglichst wenig oder gar nicht auszusetzen. Am wichtigsten ist es aber, selbst seine Würde auch dann zu schützen, wenn entwürdigende Angriffe sich häufen (wie zum Beispiel beim Mobbing). Ein solcher Schutz nach innen und außen ist wirksam, wenn man zeigt, dass entwürdigende Angriffe einen nicht näher berühren. Das gelingt am besten, indem man gegenüber den erlebten Feinden freundlich und gelassen bleibt, wenn es auch schwerfällt.

Schutz der Würde

Schutz vor Entwürdigung

9.10   Verunsichern – Besonnenheit, Gelassenheit zeigen

Mit Verunsicherungen muss sich der Mensch seit er existiert auseinandersetzen. Als Geist und Bewusstsein aufkamen, war er zutiefst verunsichert, und er reagierte mit Angst. Ab da fand er effektive Techniken der Selbst- und Sozialmanipulation. Nach Walter Schreiner waren die effektivsten Religion und Ideologie. Voraussetzung für ihre Wirksamkeit sei die *Logiplegie*, »jene Fähigkeit des Menschen, einen Teil seines Verstandes und Urteilsvermögens auszuschalten.« (Schreiner 2013, S. 34).

Verunsicherung und Angst

Es ist nur natürlich, dass der Mensch auf Verunsicherung mit Angst reagiert und sein Problem, die Wirklichkeit nicht in allem zu erkennen, dadurch löst, an höhere Mächte zu glauben. Daraus erklärt sich die Entstehung aller Kulte, Rituale, Glaubens- und Ideologisierungspraktiken. Sie helfen subjektiv, Ängste und Verunsicherungen zu überwinden sowie das diesbezügliche Leiden abzuschütteln.

Doch Verunsicherungen sind ein permanenter Wegbegleiter des menschlichen Lebens. Naturkatastrophen, Hungersnöte, Kämpfe, Kriege, Terror, Mord und Totschlag – all diese ängstigenden Ereignisse fördern seine Ungeborgenheit. Der größte und wirksamste Einflussfaktor auf die Verunsicherung des Menschen ist der Mensch selbst. Hier kennt er weder klare Grenzen in Bezug auf sich selbst noch auf andere Sozialpartner. Lügen, betrügen, andere hintergehen, sie aus eigener Profitgier und Streben nach Machterhalt zu verarmen oder sogar umzubringen, wenn sie nicht in das eigene sichernde Konzept passen, das war und ist in vielen Ländern der Erde »menschliche« Praxis.

In der heutigen Zeit haben Verunsicherungen regelrecht System. Sie werden gezielt eingesetzt, um Ängste zu schüren und aufrecht zu erhalten. Bei aufmerksamem Zuhören oder Lesen oder über Informationskanäle des Internets kann man das leicht feststellen.

Das Verunsichern ist ein sehr effektiver Gegenspieler der Geborgenheit. Denn die Sicherheit selbst, das überall hochrangigste Geborgenheitsmerkmal, wird damit direkt angegriffen. Wer andere gezielt verunsichert, hat im Sinn, dem Adressaten seiner Manipulationshandlungen das Grundgefühl der Geborgenheit zu entziehen. Und das geschieht in unserer und in anderen Gesellschaften tagtäglich laufend.

Schritte gegen Verunsicherung

Wie kann man dem Einfluss des von außen Verunsichertwerdens entgehen? Zunächst ist es nötig, den betreffenden Verunsicherungsversuch zu erkennen. Man muss lernen zu spüren, dass es dabei um einen geplanten, gezielten Vorgang der Beeinträchtigung des eigenen Geborgenheiterlebens geht. Gelingt das, ist es schon ein erster effektiver Schritt gegen die Verunsicherung. Ein zweiter besteht darin, unbeeindruckt zu bleiben und gelassen zu reagieren. Damit weist man den Versuch einer Verunsicherung wirksam zurück. Ein dritter Schritt besteht darin, dem Verunsichern ein positives Selbstwertgefühl gegenüberzustellen. Dann nämlich kann die verunsichernde Person erkennen, dass ihre aggressiven Intentionen keine Chance auf Verwirklichung haben. Es ist also letztlich entscheidend, dem Verunsichern die eigene Selbstsicherheit wie auch eine demonstrative Interesselosigkeit an der Verunsicherung entgegenzustellen. Dann bleiben Verunsicherungsversuche auf der Strecke.

Besondere Vorsicht gilt in diesem Zusammenhang gegenüber Plänen und Entscheidungsabsichten von mächtigen Personen, wenn deren Denken und Handeln mit Verunsicherung der untergeordneten Person wahrgenommen wird. Denn durch Macht überlegene Personen sind in ihren Entscheidungen und bezüglich deren Folgen oft wenig einsichtig. Behutsamkeit, Besonnenheit und vor allem Achtsamkeit sind die besten inneren Schutzpfeiler der Geborgenheit, wenn es darum geht, Verunsicherungsversuche zu durchschauen und abzuwenden. Wer diesbezüglich hellwach bleibt, kann Verunsicherungen wirksam begegnen und somit seine eigene Geborgenheit vor unliebsamen Eindringlingen schützen.

Literatur

Adler A (1930) Praxis und Theorie der Individualpsychologie. Vorträge zur Einführung in die Psychotherapie für Ärzte, Psychologen und Lehrer. Bergmann, München

Bandura A (1977) Social learning theory. Prentice-Hall, Englewood Cliffs, NJ

Freud S (1948) Das Unbehagen in der Kultur. GW XIV. Imago, London

Mogel H (1990c) Wie kann der psychologische Umweltbegriff zur Förderung von Menschenwürde und Lebensqualität (in Institutionen, Betrieben u. a.) beitragen? In: Höfling S, Butollo W (Hrsg) Psychologie für Menschenwürde und Lebensqualität, Band 2. Deutscher Psychologenverlag GmbH, Köln, S. 233–239

Schreiner W (2013) Die Kinder des Rätsels: Das vierdimensionale Wesen. Deutscher Wissenschafts-Verlag, Baden Baden

.

Geborgenheit im Alltag – und wie man sie erreicht

Hans Mogel

H. Mogel, *Geborgenheit: Quelle der Stärke*,
DOI 10.1007/978-3-662-47478-5_10, © Springer-Verlag Berlin Heidelberg 2016

Geborgenheit und Liebe

Es ist eigentlich einfach, den menschlichen Alltag geborgen zu gestalten. Mitgefühl, Zuwendung und Zuneigung sind bestens geeignet, das erlebte Geborgenheitsgefühl zu fördern und zu festigen. Diese positiven Grundeinstellungen können bestimmte Personen auszeichnen. Besonders erkennbar werden diese Einstellungen im zwischenmenschlichen Kontakt über alle Altersgruppen der persönlichen Entwicklung hinweg. Während der Säuglings- und Kleinkindentwicklung sind sie gar unentbehrlich. Wird die frühe Bindungsentwicklung beim Kind von Mitgefühl, Zuwendung und Zuneigung getragen, entstehen beste Voraussetzungen dafür, dass ein Urvertrauen aufkommt, das sich nach und nach stabilisiert. Wird die weitere Entwicklung von einer friedfertigen und herzlichen personalen Umwelt getragen, in der das Geben und das Beachten der Gefühle des Kindes konstant sind, resultieren beste Chancen für ein Leben in Geborgenheit. Liebevolle Zuwendung geht mit erlebtem Schutz, Wohlbefinden und Vertrauen einher. Das Kind macht beständig die Erfahrung, dass jemand für es sorgt und einfach da ist. Daraus entwickelt sich das Fundament für eine Grundgeborgenheit im Leben, deren wirksamste energetische Realisierungsform nichts Geringeres ist als die Liebe. Zugegeben sind dies ideale Vorgänge. Aber es gibt sie – und zwar in allen Gesellschaften.

Auch im Alltag des individuellen und sozialen Lebensvollzugs fördern die angeführten Grundeinstellungen und die dazugehörigen Verhaltensweisen das Geborgenheitserleben. Wir alle brauchen Zuwendung, Akzeptanz und Beachtung, manchmal auch Mitleid, um uns wohl zu fühlen und die förderlichen Einflüsse des Lebens positiv zu erfahren. Bei alledem dürfte eine mitfühlende Lebenseinstellung günstig sein, wenn sie sich sowohl auf die eigene Person als auch auf alle anderen bezieht, die ebenfalls ein geborgenes Leben führen möchten. Was wir im Folgenden erörtern, ist also das Gegenteil der Ungeborgenheit im Alltag. Eine förderliche Gestaltung des Alltags enthält alle positiven Potentiale für eine gelebte Geborgenheit. Die wesentliche Energie, die das alles umzusetzen erlaubt, ist die Liebe.

10.1   Mitgefühl – Hinwendung und Verständnis aufbringen

Sich in andere hineinzuversetzen, mit ihnen zu fühlen und das mit einer liebenden Hinwendung zu verbinden – das zusammen ist Mitgefühl. Es handelt sich beim Mitgefühl um eine aktive Grundeinstellung, welche die Geborgenheit bei anderen praktisch fördert. Man kann dieses Gefühl ausweiten und steigern: »Unser Mitgefühl können wir immer noch größer werden lassen, denn der liebenden Hinwendung sind keine Grenzen gesetzt.« (Dalai Lama 2004, S. 63). Somit enthält das Mitgefühl schon alle Komponenten der Geborgenheit im Alltag, wie etwa Herzlichkeit, Beachtung und vor allem Liebe. Denn:

»Liebende Hinwendung … besagt, dass man den Anderen wirklich ernst nimmt« (ebd., S. 62).

Längst hat sich das Mitgefühl auch in der professionellen Psychotherapie als heilsame Basis der Interaktion zwischen Therapeut und Klient durchgesetzt. Carl Rogers, der Begründer der so erfolgreichen klientenzentrierten Gesprächspsychotherapie bringt in seiner »Theorie der Therapie und der Persönlichkeitsveränderung« wesentliche therapieleitende Aspekte des Mitgefühls auf den Punkt. Danach kann der Klient/die Klientin überhaupt nur *erreicht* werden, wenn »Die Kommunikation des Therapeuten über sein empathisches Verstehen und seine bedingungslose positive Beachtung gegenüber dem Klienten« (Rogers 1989, S. 40/41) erfolgt. Außerdem muss »die Kongruenz oder Echtheit des Therapeuten in der Beziehung« gewährleistet sein. »Dies bedeutet, dass die Symbolisierungen der Erfahrungen des Therapeuten in der Beziehung exakt sein müssen, wenn die Therapie effektiv sein soll« (ebd., S. 41).

Mitgefühl und Psychotherapie

Dasselbe gilt, einfach gesagt, für die Praxis des Mitfühlens im Alltag. Nur wenn die mitfühlende positive Beachtung des Anderen bedingungslos ist und der Vorgang des Verstehens einfühlend stattfindet und für den Anderen exakt verständlich gemacht (»Echtheit des Therapeuten in der Beziehung«) wird, sodass dieser sich ernst genommen fühlt, nur dann kann das praktizierte Mitgefühl erfolgreich die Geborgenheit des Anderen fördern. Dieser Vorgang erinnert an die authentisch realisierte Nächstenliebe (Jesus) sowie an das tiefgehende Mitleid (Buddha) gegenüber ungeborgenen Menschen.

Im Alltag praktiziertes Mitgefühl kann nicht immer den angeführten hohen Anforderungen genügen. Schon der Vorgang, sich in jemanden Anderen einzufühlen, ist erschwert, wenn man die andere Person nicht oder kaum kennt. Denn auch das Wissen um die Lebensverhältnisse und die individuelle Besonderheit des sozialen Gegenüber spielt eine Schlüsselrolle dafür, wie genau man sich in sie überhaupt einfühlen kann und inwieweit das Mitfühlen auch als Mitleiden ihr weiterhilft.

Mitgefühl im Alltag

Eine zusätzliche Hürde des Mitgefühls ist durch die erlebte Sympathie oder Antipathie gegeben, welche die andere Person auslöst. Hierbei spielen die eigene Individualität, die Wirksamkeit persönlicher Erfahrungen aus der Vergangenheit sowie die gegenwärtige eigene Lebenssituation und Lebenslage (vgl. Mogel 1984) eine Rolle. Die meisten von uns kämpfen selbst mit der Alltagsbewältigung. Leicht ist festzustellen, wie egozentrisch sehr viele von uns eingestellt sind. Mitgefühl und Mitleid als fördernder Einfluss auf die Geborgenheit anderer Menschen sind also keine Selbstverständlichkeit. Und dennoch lohnt es, sich die Grundeinstellung des Mitgefühls zu erarbeiten und im Verhalten umzusetzen. Mitgefühl hat insbesondere auch mit Verständnis und Toleranz zu tun. Es kann dazu beitragen, eigene Fehler im Sozialverhalten zu korrigieren und die Fehler der anderen besser zu verstehen. Bereits das bringt Fortschritte für die soziale

Einvernehmlichkeit und für ein ungestörteres sowie komfortableres soziales Miteinander. – All das sind einzelne Schritte in die positive Richtung. Geborgen kann man sich bei sich selbst auch eher fühlen, wenn man bereit ist, die Bedingungen für das Geborgenheitserleben der Anderen zu verbessern. Der ernsthafte Versuch, eine mitfühlende Einstellung bei sich selbst zu entwickeln, schafft dafür günstige Voraussetzungen. Das Mitgefühl ist letztlich ein Kooperationspartner der Liebe, des bedingungslosen Gebens.

10.2 Zuwendung – das Miteinander betonen

Das Wort Zuwendung wird im Alltag mit abgestuften Bedeutungen verwendet. Man kann sich einer anderen Person zuwenden und ihr damit die Bereitschaft signalisieren, mit ihr Kontakt haben zu wollen. Die Versuche des Säuglings und Kleinkindes, sich die Nähe der Mutter zu verschaffen und aufrecht zu erhalten, sind an deren Bereitschaft zur Zuwendung gebunden. Wenn jemand etwas Gutes tun oder für sich selbst erreichen möchte, macht er gelegentlich eine Zuwendung, zum Beispiel ein Geschenk. Jeder aktive Kontakt im sozialen Miteinander ist ebenfalls ein Stück weit an zuwendendes Verhalten gekoppelt.

Abwendung

Zuwendung kann insgesamt als eine förderliche Aktivität gesehen werden, die das Geborgenheitsgefühl der anderen stimuliert. Das Gegenteil davon ist die Abwendung. Wer sich abwendet, signalisiert zumeist das eigene Desinteresse an einem Geschehen, manchmal sogar das innere Verlangen, eine unangenehme Situation zu verlassen. »Aus dem Felde gehen« hat Kurt Lewin diesen Vorgang in seiner »Feldtheorie in den Sozialwissenschaften« (Lewin 1963) genannt.

Bei der Zuwendung hingegen kommt es eher auf einen längeren Verbleib in der Situation an, die zumeist mit sozialen und individuellen Gefühlen des Miteinanders verbunden ist. Vor diesem Hintergrund gehört die persönliche Zuwendung in der Kommunikation der Menschen untereinander zu den emotional positiv einzustufenden Vorgängen.

Zuwendung und Machtstreben

Es ist aber keineswegs immer nur das sich anderen Zuwenden allein, wenn jemand soziale und persönliche Zuwendung zeigt. Beispiele hierfür sind aus der Politik, der Wirtschaft und dem öffentlichen Leben wohl bekannt. Es ist keine Seltenheit, wenn machthungrige Personen alle Register ihres Verhaltens aktualisieren, um einflussreiche Positionen zu gewinnen, zurückzuerhalten oder durch besonders zuwendungsvolles Verhalten sicherstellen möchten. Also auch bei aktiven, öffentlichen Verhaltensweisen, die als zuwendungsvoll erlebt werden können, kann unechtes Verhalten im Spiel sein, dessen Zweck allein darin besteht, Machtpositionen in der Gesellschaft zu erlangen, auszuweiten und zu festigen. Dabei geht es nur um das Haben, nicht um das geborgene Sein (s. Fromm 1976).

Aber insgesamt ist die Zuwendung als ein förderliches, die Geborgenheit im zwischenmenschlichen Alltag unterstützendes soziales

Verhalten zu kennzeichnen. Noch eindeutiger und klarer sind diese Auswirkungen, wenn Zuwendung in Zuneigung übergeht und dabei die bedingungslose, eben selbstlose Liebe eine tragende Rolle spielt. Denn mit ihr sind Mitgefühl und echtes Mitleid, Nähe und Wärme die Basis einer geborgenen Beziehung.

10.3 Zuneigung – Nähe und Zusammengehörigkeit zeigen

Die Zuneigung ist auf der Beziehungsebene zwischen Menschen ange-siedelt. Viel stärker als bei der Zuwendung sind zugeneigte Menschen persönlich involviert und engagiert. Sie empfinden positive Gefühle gegenüber einer oder mehreren Personen, und sie suchen deren Nähe auf. Sie empfinden Mitgefühl und zeigen Mitleid, wann immer das Wohlergehen der nahen Bezugspersonen durch Leiden beeinträchtigt ist. Viele der von uns schon in der frühen Geborgenheitsforschung in Deutschland gefundenen Geborgenheitssituationen (Mogel 1995) entstehen durch gegenseitige Zuneigung und beruhen auf ihr. Freund-schaft, Familie und Partnerschaft erweisen sich in allen Untersuchun-gen als Garanten einer geborgenen zwischenmenschlichen Zunei-gung. Sie ist dann verbunden mit Wärme, Zugehörigkeitsgefühl und Verlässlichkeit, mit Liebe, Sicherheit und Vertrauen. Verständnis und Wohlbefinden, Treue und Schutz sind ebenfalls Pfeiler der Zuneigung.

Freundschaft, Familie, Partnerschaft

Aber besonders die Liebe, Umarmungen und das Kuscheln tau-chen in den Geborgenheitsinterviews immer wieder erneut auf, wenn es um die ureigene, persönlich individuelle Erfahrung der Geborgen-heit durch Zuneigung geht. Einige Beispiele belegen das: »In den Ar-men der Mutter; in den Armen des Mannes, den ich liebe«; »Mit dem Partner in seine Arme gekuschelt in der Wärme liegen«; »Zärtliche Umarmungen des Partners; Verständnis des Partners«; »In die Arme genommen und gedrückt werden, sich anlehnen können«; »Liebe, sich fallen lassen«; »von Liebe umfangen; Wärme«. – Die Zuneigung hat viele wesentliche Facetten der Geborgenheit. Ihr Ziel ist letztlich eine geborgene Zusammengehörigkeit zwischen persönlich nahen Bezugspersonen. Nur wenn dieses Ziel der geborgenen Zusammen-gehörigkeit zerbröckelt, kann sich die Zuneigung wandeln und sich bis zur Abneigung hin entwickeln. Zerbrochene Freundschaften, ge-scheiterte Partnerschaften und die im Streit aufgelösten Familien sind bekannte Ereignisse und Belege einer solchen Entwicklung.

Ansonsten aber ist die Zuneigung ein echter Motor der Gebor-genheitsentwicklung und auch der stabilen Aufrechterhaltung des Geborgenheitsgefühls der Beteiligten. Zuneigung sollte allerdings sensibel und nie aufdringlich sein, weil sonst das persönliche Ziel, sich die Nähe und Wärme sowie das Vertrauen anderer als Ziel der eigenen Zuneigung zu erhalten, verloren gehen kann. Die Zuneigung hat gute Chancen auf geborgene Verwirklichung, wenn sie mit einer Grundeinstellung des beständigen Loslassen-Könnens gepaart ist.

Zuneigung und Loslassen

Denn das Gefühl, bedrängt zu werden, kann leicht emotionale Widerstände auslösen, anstatt positiver Zuversicht. Zuneigung ist dann vollkommen verwirklicht, wenn sie, wie die Liebe, bedingungslos ist, das Loslassen-Können eingeschlossen.

10.4   Zuversicht, Hoffnung – und die Zeit

Zeiteinteilung

Dass man die Hoffnung nie aufgeben soll, ist ein wohlmeinender Ratschlag, den viele Menschen beherzigen, viele andere aber nicht. Das Prinzip Hoffnung hängt mit einer wesentlichen Lebenseinstellung zusammen, der Zuversicht. Sie ist eine motivationale Grundhaltung, welche das Erleben der Geborgenheit fördert. Doch Zuversicht hängt darüber hinaus mit einem der größten Vehikel der Menschheitsentwicklung zusammen, der Zeit. Ihr Stellenwert ist zugleich hoch und gefährlich. Wenn man sie einmal falsch einschätzt, kann schon alles vorbei sein. Ansonsten haben wir – neben vielen möglichen Zeiteinteilungen – es uns angewöhnt, Vergangenheit, Gegenwart und Zukunft zur Zeiteinteilung zu benutzen. Prominente gegenwärtige Autoren wie René Egli, Jon Kabat-Zinn und Eckhart Tolle favorisieren die Gegenwart, das Hier-und-Jetzt als die eigentliche und einzige Zeit wirklichen Erlebens und wirksamen Handelns (Kabat-Zinn 2011, Tolle 2004). Dem kann man zustimmen, es nachweisen und es für die persönliche Geborgenheitsentwicklung als sehr vorteilhaft ansehen. Aber ist es alles?

Gegenwartsgestaltung

Tatsächlich machen wir riesige Fortschritte in Richtung Geborgenheit, wenn es uns gelingt, die Gegenwart zu gestalten. Doch Vorsicht: Das ist nur ein wesentlicher Aspekt der Zeit. Denn der Mensch hat seine Vergangenheit immer mit sich, und er kann auch in der Gegenwart nicht so tun, als hätte er sich um die Zukunft nicht zu kümmern. Die Gegenwart markiert also nur einen Schnittpunkt der Zeit. Genau da setzen Zuversicht und Hoffnung an – und zwar mit Blick auf die Zukunft. Zuversicht ist praktisch notwendig, um für die persönliche Zukunft eigene effektive Wege zur Geborgenheit zu finden. Zuversichtliche Menschen können vergangene Schicksalsschläge und fehlerhafte Handlungen besser bewältigen als solche, die allein auf ihre Vergangenheit fixiert sind und bezüglich der Gegenwarts- und Zukunftsgestaltung bereits resigniert haben.

Zuversicht und Glauben

Die persönliche Zuversicht wird häufig von unseren interviewten Personen als eine wichtige Quelle ihrer Geborgenheit genannt. Der Grund dafür liegt auf der Hand, denn Zuversicht wird als eine absolut förderliche Grundhaltung erlebt, die stark dazu anregt, aus der erlebten Gegenwart heraus die eigene Zukunft noch geborgener zu gestalten. Zuversichtliche Menschen erleben somit die berechtigte, ebenfalls zukunftsbezogene Hoffnung, die Stolpersteine der Zeit beständig aus dem Weg zu räumen und dem Ziel ihrer Geborgenheit näher zu kommen.

Unsere Untersuchungen zur Psychologie der Weltreligionen haben zusammen mit der internationalen Geborgenheitsforschung ergeben, dass religiöse, spirituelle Menschen, egal welcher Konfession und welchen Glaubens, mit ihrer Zuversicht sehr erfolgreich sind. Ihre Zuversicht und ihre Hoffnung haben aber zumeist einen viel weitergehenden tiefen Sinn, der über die irdische Existenz in geborgenen Lebensverhältnissen hinausreicht. Sie versuchen die Tatsache, dass das irdische Leben mit dem Tod endet, durch ihren Glauben zu überwinden. Sie hoffen auf eine paradiesische Weiterexistenz oder eine in der Zukunft bestehende Wiedergeburt (Reinkarnation). Dadurch erhalten sie auch ihre Zuversicht, die Ängste vor der Vergänglichkeit zu überwinden. Somit hilft ihnen ihr Glaube nicht nur, die Schranken der Zeit zu überwinden, sondern auch hoffnungsvoll die Angst vor dem Tod zu bewältigen und ihm mit mehr Gelassenheit und Gleichmut zu begegnen.

Das emotionale Erleben der Geborgenheit kennt eigentlich kaum zeitliche Grenzen, wenn es von Zuversicht und Hoffnung getragen wird. Damit ist die einseitige Festlegung des Erlebens auf nur einen Zeitabschnitt, wie die Gegenwart, hinfällig. Die spirituellen Orientierungen des Menschen gehen weit über unsere künstlichen Zeitbegrenzungen hinaus. Sie schließen unbewusste Folgen der eigenen Vergangenheit ebenso ein wie bewusste Gestaltungen der Gegenwart und hoffnungsvolle Erwartungen für die Zukunft. Sie überwinden zumindest zum Großteil die zeitlich existenziell vorhandenen Gegebenheiten wie den Tod, indem sie sich zuversichtlich an überirdischen Mächten des Kosmos und des Universums orientieren. Ihr persönlicher Gott ist also immer und überall und eben auch jederzeit, ewig. Die Beständigkeit solcher religiöser Glaubensorientierungen wirkt auch zurück auf das menschliche Geborgenheitserleben im Hier und Jetzt. Dieses erweist sich als positiv und stabil. Das konnten wir in allen Untersuchungen mit katholischen Nonnen, Priestern und Mönchen der christlichen Konfessionen sowie mit buddhistischen Mönchen in Südostasien belegen. All das ist bei diesen Menschen verknüpft mit spürbarer Friedfertigkeit, Herzlichkeit und einem Ruhen in sich selbst, das Gelassenheit, Sicherheit und Achtung ausstrahlt. – Es mag auch hier Ausnahmen geben, aber in unseren Interviews haben wir keine einzige ungeborgene religiös-spirituelle Person gefunden.

Spiritualität

10.5 Friedfertigkeit – alles achten

Man sollte es nicht für möglich halten, aber es gibt sie: friedfertige Menschen. Wieder und wieder erwecken sie den Eindruck, ihre eigene Geborgenheit bereits erreicht zu haben. Gelassen, sachlich und vor allem ruhig verhalten sie sich im Gespräch. Was besonders auffällt, ist, dass sie nichts und niemanden bewerten, beurteilen oder gar verurteilen. Sie streiten nicht, sie sind nicht voreingenommen, haben keine Vorurteile und beschuldigen niemanden. Sie nehmen die Ereignisse und Personen so, wie sie sind. Das Dasein selbst, wie es ist, das ist ihr Lebensthema und nicht, wie das Dasein künftig sein sollte. Damit stellen friedfertige Menschen auch keine Maßstäbe und Tugendkataloge dafür auf, wie andere sich verhalten sollen. Infolgedessen vermeiden sie durch ihre neutrale Art die Entstehung von Konflikten.

Nicht einmischen

Offensichtlich sind friedfertige Personen frei von den Merkmalen und Verhaltensweisen der Ungeborgenheit im Alltag. Sie scheinen exakt zu wissen, dass jegliche Verurteilung anderer sich konfliktfördernd auswirkt. René Egli bringt es in anderer Weise auf den Punkt, wenn er schreibt: »im Moment des Verurteilens ist der Konflikt bereits erschaffen« (Egli 2006, S. 23). Friedfertige Menschen hingegen verhalten sich in einer autonomen Sachlichkeit konfliktvermeidend. Sie mischen sich nicht ein. Damit können sie mit jeder anderen Person harmonisch umgehen und ihre Beziehungen behutsam gestalten. Sie vergleichen sich nicht mit anderen auf der Ebene des Habens. Daher ist es nur logisch, dass ihnen Neid, Eifersucht und Missgunst fremd sind. Friedfertige verfallen nicht der Habgier, auch dann nicht, wenn sie arm oder reich oder lasterhaft oder sonst etwas sind. Sie achten sich selbst und alle anderen, sie sind in sich selbst zu Hause und in diesem Sinne geborgen. Sie leben in einer gegenwärtigen Welt, so wie sie ist, und dies offensichtlich ständig. Zur Friedfertigkeit von Menschen gehört es, nicht ständig die Unvollkommenheit des Menschen und der Welt hervorzuheben, sondern so zu leben, als wäre die Welt vollkommen. Oder sagen wir es so: Sie ist für sie genauso vollkommen, wie sie ist. Damit ist Friedfertigkeit ein vielleicht seltenes Phänomen, aber sie ist enorm förderlich für die Geborgenheit der friedfertigen Person selbst sowie für eine eminente Unterstützung des Geborgenheitserlebens aller anderen, die mit der friedfertigen Person zu tun haben.

10.6   Herzlichkeit – freundliche Wärme ausstrahlen

Güte

Es handelt sich bei der Herzlichkeit um eine Art der Zuwendung, die von den Betroffenen als freundlich, emotional einfühlsam und offen erlebt wird. Herzlich zu sein bedeutet, die anderen willkommen zu heißen und sie zuwendungsvolle Gefühle der Wärme, der Nähe und des Wohlbefindens erfahren zu lassen. Die Herzlichkeit hat etwas mit persönlicher Güte zu tun. Sie zeigt sich vor allem im sozialen Kontakt. Herzliche Menschen verfügen über einen positiven emotionalen Resonanzboden für andere. Sie zeigen gleichschwingende Wellenlängen zwischen sich selbst und den anderen, und sie vermitteln dabei ein Gefühl der positiven Zugewandtheit.

Herzenswärme: ob-un-djai

Natürlich enthält die Herzlichkeit das ob-un-djai der Thailänder, die Herzenswärme. Aber auch die Wahrnehmung herzenswarmer Personen sowie ihre subtile Kenntnis des Befindens anderer Personen und die sorgfältige Einfühlung in deren Lebenslage schwingt bei der Herzlichkeit mit. Es ist wohl so, wie es Antoine de Saint-Exupéry in seiner persönlichen Lebensphilosophie beim kleinen Prinzen geschrieben hat: »Man sieht nur mit dem Herzen gut« (Saint-Exupéry 1946). Das betrifft die gesamte Einschätzung von Lebensvorgängen, Ereignissen und Erfahrungen. Es ist dennoch nicht nur dieser Aspekt der Umsetzung von Herzlichkeit, der sie für das Geborgenheitserleben so wichtig macht. Herzlichkeit ist darüber hinaus eine emotionale Grundhaltung, die schon als solche der Geborgenheit förderlich ist. Herzlichkeit hängt nämlich viel stärker mit dem Geben als mit dem Nehmen zusammen, und auch viel klarer ist die Herzlichkeit auf das Sein gerichtet und eben nicht auf das Haben.

Wirklich herzliche Menschen sind von einer positiven Lebenseinstellung getragen und strahlen diese auf andere aus. So gesehen ist in diesem Zusammenhang das Herz nicht nur der Motor des Lebens für eine förderliche Lebensgestaltung. Herzlichkeit ist auch ein wesentlicher Faktor für die Gestaltung und Aufrechterhaltung des Grundgefühls der Geborgenheit. Alle Bemühungen, Geborgenheit zu finden, profitieren letztlich von der Herzlichkeit anderer, von deren emotionaler Zuwendung, ihrer Hingabe, emotionalen Offenheit und immerwährenden Zugewandtheit. Daher gehört die Herzlichkeit zu den wesentlichen Förderungen der Geborgenheit im Alltag. Sie ist ein Wesensmerkmal der bedingungslosen Liebe und als solche im Geben angesiedelt, ohne damit auch nur die geringsten Erwartungen zu verknüpfen.

10.7 Beachtung – was jeder Mensch braucht

Es ist ein Grundbedürfnis des Menschen, beachtet zu werden. Dieses Bedürfnis ist von so großer Bedeutung, dass es zu jeder Zeit des Lebensvollzugs vorhanden ist. Carl Rogers (1989) formuliert das so: »das Bedürfnis nach positiver Beachtung … ist ein Wesenszug des Menschen. Es ist allgegenwärtig.« Schon in seinen frühesten Kontakten mit anderen Personen spürt das Kind, wie es beachtet wird. Und je nachdem, wie die Beachtung ist, zum Beispiel positiv oder negativ, speichert sie das Kind in seinen Erfahrungen mit anderen Personen in seinem Selbst. Charles Horton Cooley hat diesbezüglich 1902 von einem »*looking glass self*«, einem spiegelbildlichen Selbst gesprochen, das sich anhand der Beachtungsaktionen und -reaktionen herausbildet. Beachtung ist zeitübergreifend, sie ist in der individuellen Vergangenheit durch persönliche Erfahrungen verwurzelt. Das Bedürfnis nach Beachtung strukturiert das gegenwärtige Leben und Erleben eines jeden Menschen mit. Und alle zukunftsgerichteten Aktivitäten des Menschen sind ebenso mit dem Ziel, beachtet zu werden, verbunden.

Beachtung ist gegenseitig. Da jeder Mensch beachtet werden möchte, beruht die Befriedigung dieses Grundbedürfnisses auf Gegenseitigkeit. Wird die Befriedigung des Bedürfnisses nach

Looking glass self

Gegenseitigkeit

Beachtung beidseitig erfüllt, trägt sie wesentlich zur Förderung des Geborgenheitserlebens bei. Das Gegenteil der positiven Beachtung sind Nichtbeachtung, Missachtung, Verachtung, Verurteilung und Verunsicherung des Gegenübers. Diese in jeder Hinsicht nachteiligen Aktivitäten wirken sich beeinträchtigend auf die Erfahrungen und vor allem negativ auf das Selbstwertgefühl aus. Sie erzeugen Ungeborgenheitserleben der betroffenen Person in sich selbst. Sie sind der Nährboden vielfacher psychischer Störungen wie Angst, Depression, Zwang, Lebensunsicherheit.

Missachtung und Amoklauf

In gewöhnlichen Alltagssituationen, zum Beispiel im Schulunterricht, kann Nichtbeachtung kompensatorische Aktivitäten bei Schülern hervorrufen. So mancher Schüler wird zum Störenfried im Unterricht, weil er sich permanent nicht beachtet fühlt. Werden Missachtung, Verachtung und Verurteilung noch dadurch ergänzt, dass dem betroffenen Schüler alle Wege in eine aussichtsreiche Zukunft versperrt sind, sodass er gar keinen Ausweg mehr erkennt, kann das passieren, was alle erschüttert, das Entsetzliche mit vielen Toten: der Amoklauf eines Einzelnen.

Positive Beachtung hat einen unermesslich hohen Stellenwert für die Entwicklung und Stabilisierung der Geborgenheit eines jeden Individuums. Geht die positive Beachtung mit Zuwendung, Zuneigung, Mitgefühl und Herzlichkeit einher, dann ist ein Ideal für die Geborgenheitserfahrung im Leben der hiervon betroffenen Menschen erfüllt, das durch nichts übertroffen werden kann. Dabei ist die Liebe das energetische System, das alle diese Vorteile der positiven Beachtung vereint, vorausgesetzt, die Liebe ist selbstlos, ohne Erwartungen, Forderungen, Bewertungen – reine Liebe eben.

10.8   Selbstachtung – erarbeiten und aufrecht erhalten

Die Selbstachtung ist eine notwendige Voraussetzung dafür, dass das Individuum Geborgenheit in sich selbst finden kann. Auch für die Unterstützung des Geborgenheitserlebens anderer ist die eigene Selbstachtung unerlässlich. Andere kann man nur dann positiv beachten, wenn man sich selbst akzeptiert, respektiert und achtet. Diese so fundamental wichtige Form der Selbstwertschätzung wird in der Psychologie schon von William McDougall (1937, S. 172) als »Gesinnung der Selbstachtung« beschrieben. Erik Homburger Erikson spricht bei der Selbstachtung sogar von »Selbstgefühl« und »Ich-Identität« (1966, S. 17). Es handelt sich bei der Selbstachtung letztlich um eine Grundeinstellung als Basis für die Geborgenheit (vgl. Mogel 1990a, S. 34–39). Selbstentfaltung, Selbstgestaltung und Selbstverwirklichung, alles Leitbegriffe der humanistischen Psychologie (ebd., S. 34), sind bestens geeignet, die individuelle Selbstgeborgenheit zu fördern und sie auch im sozialen Miteinander zu unterstützen. Dies ist allerdings nur möglich, wenn die Selbstachtung als Grundvoraussetzung und eigentliche Basis aller förderlichen Erlebens- und Verhaltensweisen gegeben ist.

Wer sich aufgrund seiner Lebenserfahrungen und starken Vergangenheitsorientierung negativ thematisiert, geht schon den Weg rückwärts in die Ungeborgenheit: Selbstverachtung, -verurteilung und -verunsicherung sorgen dann für beständige Ungeborgenheit im Alltag. Störungen wie Angst, Depression und weitere können auf diese Weise ein Leiden in der Person festsetzen, aus dem sie ohne Hilfe anderer kaum mehr herausfinden kann.

Es lohnt sich, alle auch noch so beeinträchtigenden Erfahrungen an der unbedingten eigenen Selbstachtung zu relativieren. Das hilft, konkret und gezielt Zuversicht zu entwickeln sowie die Hoffnung auf Erfolg und positive Veränderung nie aufzugeben.

Positive Beachtung und das Bedürfnis nach Selbstbeachtung sind im psychischen Geschehen des Menschen in der Form von Selbsterfahrungen sowie Erfahrungen mit der Außenwelt eng verknüpft. Gelingt es, positive Beachtung aus dem alltäglichen Leben zu schöpfen, ist das eine förderliche Quelle für die innere Stärke und die Geborgenheit in sich selbst.

Die meisten Menschen haben negative und beeinträchtigende Erfahrungen zu bewältigen. Es ist klar, dass solche Erfahrungen das persönliche Leiden an sich selbst und an der Welt steigern können. Aber die Aufrechterhaltung oder eben erneute Erarbeitung der eigenen Selbstachtung ist demgegenüber ein außerordentlich bedeutsames Fundament für die eigene Lebensgestaltung und das persönliche Geborgenheitserleben in der Gegenwart und Zukunft. Selbstachtung ist die beste Waffe gegen die Ungeborgenheit durch Beeinträchtigungen jedweder Art von außen. Denn Selbstachtung und das Gefühl der Selbstsicherheit sind eng miteinander verflochten. Sie bilden ein persönliches Fundament der gelebten Geborgenheit.

Selbstverachtung

10.9 Achtsamkeit – gezielte und bewertungsfreie Aufmerksamkeit

Während die Selbstachtung mit der positiven Beachtung und Bewertung der eigenen Person zu tun hat und das Selbstwertgefühl fördert, ist es das Grundprinzip der Achtsamkeit, nicht zu bewerten und den subjektiven Selbstbezug gerade auszuschalten, zu neutralisieren. Nicht-bewerten und das Nicht-Selbst sind Grundgedanken Buddhas, und die Achtsamkeit geht auf die buddhistische Meditationspraxis zurück. Das Prinzip der Achtsamkeit ist mit der aktiven inneren Bereitschaft verknüpft, jeden gegenwärtigen Augenblick eines wahrgenommenen und erlebten Geschehens aufmerksam zu beobachten, aber eben nicht zu bewerten, nicht zu beurteilen, nicht zu interpretieren oder gar mit persönlichen Erwartungen zu verbinden. Es geht ausschließlich nur um das Gewahrwerden dessen, was geschieht, um das gegenwärtige Bewusstsein, was ist und was man tut. Achtsamkeit ist also ein gegenwärtiger dynamischer Prozess der eigenen Aufmerksamkeitssteuerung, der das akzeptiert, was ist, wie es ist. Logischerweise wird bei der Achtsamkeit dasjenige, was gerade ist, nicht festgehalten, sondern im Gegenteil, zugleich losgelassen. Es geht also bei der Achtsamkeit um eine neutrale, aufmerksame und bewusste, gegenwartsbezogene Form der Beobachtung, mehr nicht und auch nicht weniger. Immer wird sie bei Buddha mit einer »bedachtsamen Ein- und Ausatmung« (Buddha 2006, S. 885) verknüpft. Jon Kabat-Zinn, einer der erfolgreichsten Meditationslehrer, hat das Prinzip der Achtsamkeit in den Mittelpunkt seiner Meditationslehre und -praxis gestellt. Seine Achtsamkeitsübungen sind längst nicht mehr nur erfolgreich bei der Stressreduktion genervter US-Amerikaner, sie sind es inzwischen international, und sie wirken sich sehr positiv auf den Gesundungsvorgang bei unterschiedlichen Krankheitsbildern in aller Welt aus. Gerade deswegen sind sie zum Abbau von Ungeborgenheit und zur Förderung des Geborgenheitserlebens relevant.

Auch die Psychotherapie integriert die Achtsamkeit zunehmend in die Therapiepraxis. Denn die penetrante Aufdringlichkeit unserer negativen und selbstbeschuldigenden Gedanken kann durch das Erlernen und Anwenden des Prinzips der Achtsamkeit deutlich relativiert werden. So verweisen Johannes Michalak und Thomas Heidenreich auf »Studien zur Wirksamkeit« der Achtsamkeitstherapie bei Depressiven, wonach »eine deutliche Reduktion der Rückfallrate bei Patienten mit drei oder mehr depressiven Episoden in der Vorgeschichte nachgewiesen werden« (2008, S. 71) konnte, nämlich »um ca. 50 % niedriger als die der standardmäßig behandelten Kontrollgruppe« (ebd.). Welche schwerwiegende Ungeborgenheit das Leiden an Depressionen mit sich bringen kann und wie weit verbreitet diese Krankheit inzwischen ist (vgl. ▶ Kap. 8.1), haben wir gesehen. Gerade in der Depressionstherapie ist Achtsamkeitstraining ein wesentlicher Bestandteil des Heilungsprozesses. Aber auch für die Geborgenheit im Alltag ist die selbstpraktizierte Achtsamkeit eine außergewöhnlich förderliche Einflussgröße. Allerdings: Achtsamkeit muss man üben, täglich und regelmäßig. Denn die bewertungsfreie Lenkung der eigenen Aufmerksamkeit ist uns Menschen nicht automatisch gegeben. Wir müssen sie erlernen, üben und praktizieren.

10.10   Liebe – Energie für alles im Leben

»Liebe ist nur ein Wort« (Simmel 1965). Über dieses Wort ist in der Geschichte der Menschheit mehr gesprochen und geschrieben worden als über jedes andere. Da die Liebe für die Geborgenheit eine entscheidende Rolle spielt, ist es unverzichtbar, dass wir uns hier mit ihr befassen.

Liebe und Liebesverlust

Die Liebe kann sich auf alles beziehen, und sie ist beim Menschen das wohl wichtigste energetische System überhaupt. Sie schwingt in allen förderlichen Geborgenheitsmerkmalen und -situationen mit,

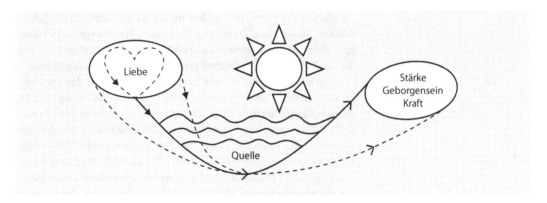

Abb. 10.1 Die Liebe speist die Quelle der Geborgenheit mit Energie. Dies führt zu individueller Stärke und persönlicher Lebenskraft im Geborgensein. Das ist die Sonnenseite des Lebens. Sie wird paradiesisch erlebt

und der Verlust der Liebe ist immer mit Kummer und Ungeborgenheit verbunden. Liebe kann in Hass umschlagen, sie ist kein Garant für beständiges Glück, und dennoch ist sie für die Geborgenheitsentwicklung des Menschen unentbehrlich. In der frühen Kindesentwicklung hat sie eine außerordentlich hohe Bedeutung, sogar für das Überleben selbst. Besonders eindrücklich hat das René A. Spitz in seinen Feldstudien und -experimenten gezeigt. Junge Kinder, die in Säuglingsheimen eine gute Beziehung und Bindung zur Mutter entwickelt hatten, dann aber aus äußeren Gründen für die lange Zeit von drei bis fünf Monaten und mehr von der Mutter getrennt wurden, waren durch nichts zu trösten. Die liebende Zuwendung der Mutter konnte durch niemanden ersetzt werden. Diese Kinder bekamen mit zunehmender Trennungszeit nach und nach die Krankheitssyndrome der anaklitischen Depression, des Hospitalismus und einige sogar des Marasmus, das heißt, des körperlich-seelischen Zerfalls, der mit dem Tod endet (Spitz 1972). Auch in späteren Liebesbeziehungen des Menschen kann Liebesverlust in katastrophaler Ungeborgenheit enden, z. B. bei Liebeskummer, bei Tod.

Warum ist Liebe für ein geborgenes Leben so wichtig? Der Grund ist folgender: Liebe, gemeint ist bedingungslose Liebe, vereinheitlicht die höchste Form des Geborgenheitserlebens zu einem Ganzen und führt damit zu absoluter Sicherheit. Diese Sicherheit ist durch nichts zu überbieten. Deswegen kann René Egli in Anlehnung an Siddhartha Gautama, den Buddha, sagen: »Die Liebe ist die stärkste Macht im Kosmos; sie kennt keine Grenzen« (2006, S. 69). Das gilt sowohl für die Selbstliebe als auch für die Nächstenliebe, wie sie nach dem Buddha der Jesus von Nazareth verkündet hat. In diesem Sinn trägt die Liebe wie die Selbstachtung und die Achtsamkeit zu einer geborgenen Bewusstseinserweiterung und zu einem einheitlichen geborgenen Leben bei. Das bedeutet aber auch, dass ohne Liebe oder bei Liebesverlust ein harmonisches Geborgenheitserleben nicht mehr möglich ist. Da Liebe nicht etwas ist, was man »hat«, sondern was man »gibt«, ist sie das sichere

Bedingungslose Liebe

Fundament für jede Geborgenheit im Alltag, das heißt, für Mitgefühl, Mitleid, Zuwendung, Zuneigung, Zuversicht, Friedfertigkeit, Herzlichkeit, für Beachtung, Selbstachtung und Achtsamkeit – einfach für alles, was im Leben die Geborgenheit grundlegend fördert und optimiert.

Die Entbehrung von Liebe bereitet den Boden für das Ungeborgenheitserleben. Sie ist mit einer ständigen Verunsicherung verbunden und führt letztlich dazu, die innere Kraft und den Halt in sich selbst zu verlieren. Das Empfangen und das Geben von Liebe dagegen führen direkt zu einer Stärkung aller psychischen Kräfte. Liebe bringt eine Optimierung des seelischen Gleichgewichts hervor, und sie erzeugt positive Entschlossenheit in diversen Lebenssituationen. Wenn die Geborgenheit nach allem, was wir über sie wissen, die sicherste und damit zuverlässigste Quelle für unsere Stärke im Leben ist, aus der wir nahezu unendlich viel Kraft schöpfen können, dann ist die Liebe jene unerschöpfliche, lebenswichtige Energie, die diese Quelle speist (◘ Abb. 10.1).

Literatur

Buddha, Neumann KE (Übers.) (2006) Die Reden des Gotamo Buddhos. Aus der mittleren Sammlung Maijhimanikayo des Päli-Kanons, Edition Lempertz, Bonn

Cooley CH (1902) Human Nature and the Social Order. Scribner's, New York

Dalai Lama (2004) Mitgefühl und Weisheit. Herder, Freiburg im Breisgau

Egli R (2006): Das LOL2A-Prinzip oder die Vollkommenheit der Welt. Ed d'Olt, Oetwil an der Limmat

Erikson EH (1966) Identität und Lebenszyklus. Suhrkamp, Frankfurt am Main

Fromm E (1976) Haben oder Sein. Die seelischen Grundlagen einer neuen Gesellschaft. Deutsche Verlags-Anstalt, Stuttgart

Kabat-Zinn J (2011) Gesund durch Meditation. Das große Buch der Selbstheilung. Knaur, München

Lewin K (1963) Feldtheorie in den Sozialwissenschaften. Ausgewählte theoretische Schriften. Huber, Bern

McDougall W (1937) Aufbaukräfte der Seele. Grundriß einer dynamischen Psychologie und Pathopsychologie. Leipzig

Michalak J, Heidenreich T (2008) Achtsamkeit. In: Auhagen AE (Hrsg) Positive Psychologie. Anleitung zum »besseren« Leben. Beltz, Weinheim, S 65–76

Mogel H (1984) Ökopsychologie. Eine Einführung. Kohlhammer, Stuttgart

Mogel H (1990a) Bezugssystem und Erfahrungsorganisation. Hogrefe, Göttingen

Mogel H (1995) Geborgenheit. Psychologie eines Lebensgefühls. Springer, Berlin

Rogers C (1989) Eine Theorie der Psychotherapie, der Persönlichkeit und der zwischenmenschlichen Beziehungen entwickelt im Rahmen des klientenzentrierten Ansatzes. GwG, Köln

de Saint-Exupéry A (1946) Le petit prince. Editions Gallimard, Paris

Simmel JM (1965) Liebe ist nur ein Wort. Deutscher Bücherbund, Stuttgart

Spitz R (1972) Vom Säugling zum Kleinkind. Naturgeschichte der Mutter-Kind-Beziehungen im ersten Lebensjahr. Klett, Stuttgart

Tolle E (2004) Jetzt. Die Kraft der Gegenwart. Kamphausen, Bielefeld

Wie Geborgenheit uns stark macht

Hans Mogel

H. Mogel, *Geborgenheit: Quelle der Stärke*,
DOI 10.1007/978-3-662-47478-5_11, © Springer-Verlag Berlin Heidelberg 2016

Um zu verstehen, welche Vorteile für unser eigenes Leben wir aus dem Lebensgefühl der Geborgenheit ziehen können, ist es gut zu wissen, wie und warum dieses so enorm lebensförderliche Grundgefühl selbst ins Leben kam. Wo liegen also seine Wurzeln? Wie hat es sich entwickelt? Und warum ist es für das Leben selbst und besonders für unser eigenes Leben so wertvoll und immens wichtig geworden? Dazu ist ein kleiner Ausflug in die Entwicklungsgeschichte des Lebens notwendig, insbesondere in die Evolution des Geborgenheitswesens Mensch (= Homo sapiens), in die biologische Evolution der Geborgenheit, die Entwicklung seelischer Kompetenzen, den Geist, des Phänomens der Zeit, das Bewusstsein und die allgegenwärtigen Phänomene der Selbsterhaltung und Selbsterweiterung einerseits, der Selbstzerstörung und Selbstvernichtung andererseits. Wir wollen die genannten Aspekte kurz beleuchten, bevor wir uns mit der stärkenden Wirkung der Geborgenheit näher befassen und eine Ahnung davon zu vermitteln versuchen, welche Kraft dieses Lebensgefühl uns in unserem eigenen Alltagsleben ständig geben kann.

11.1   Zur Evolution des Geborgenheitswesens Homo sapiens

Anthropogenese

Wir können sicher davon ausgehen, dass die Entwicklung des Menschen aus biologischen, umweltbeeinflussten bzw. ökologischen, sozialen und eigenen Anpassungs- und Veränderungsprozessen hervorging. So gesehen ist die Evolution des Geborgenheitswesens Homo sapiens (= Mensch) das Ergebnis eines kausalen Netzwerks völlig unterschiedlicher Einflussgrößen. Forschungsergebnisse der Archäologie, der Paläontologie und der modernen DNA-Entschlüsselung (vgl. Townsley 2009, ▸ Verzeichnis der Medienbeiträge; ferner: Zimmer 2006 und v. a. Leakey u. Lewin 1993) geben Aufschluss über die *Anthropogenese* (Stammesentwicklung des Menschen) innerhalb der Evolution des Lebens hinsichtlich zeitlicher, räumlicher, sozialer Zusammenhänge, Wanderwege, Verteilung biologischer Vorformen und Entwicklungslinien des Menschen.

Dass Charles Darwins Schlüsselwerke »Über die Entstehung der Arten« (1859) und »Die Abstammung des Menschen und die geschlechtliche Zuchtwahl« (1871) nach wie vor die paläontologische Forschung prägen oder zumindest stark beeinflussen, steht außer Zweifel, ebenso wie die Tatsache, dass seinerzeit DNA-Analysen noch nicht zu den empirisch gewonnenen Erkenntnissen zählen konnten. Denn man wusste damals noch nichts über das »Genom«, das »für den Aufbau der Proteine, der Grundbausteine des Organismus« (Zimmer 2006, S. 28) verantwortlich ist. Exakt diese Grundbausteine sind biologisch die Basis für die Entwicklung des menschlichen Lebens und damit für die Entstehung der Geborgenheit der Spezies Homo sapiens.

11.2   Biologische Evolution der Geborgenheit

Schon zu Urzeiten der Entstehung des Lebens haben sich lebendige Mechanismen für den Schutz und die Sicherheit des Lebens entwickelt. Ihre Aufgabe und ihr Zweck bestanden darin, entstehendes Leben zu erhalten sowie Bedingungen für die Selbstgestaltung seiner Weiterentwicklung zu schaffen. Die Geborgenheitsentwicklung ging mit der ständigen Neuentwicklung (Emergenz) und Integration (Synergie) von komplexer werdenden Lebensqualitäten einher. Schutz, Sicherheit, Nähe und Anlehnung, Wärme und Wohlbefinden ergänzten sich über Jahrmillionen zu einem aktiven dynamischen System der Lebens- und Überlebenssicherung, das wir heute als Geborgenheit bezeichnen. Somit ist die Geborgenheit in der biologischen Evolution des Lebens selbst verwurzelt. Sie bezieht ihre Entstehung und Eigendynamik aus den Lebensvorgängen. Der Mensch resultiert als eines der komplexesten, zugleich aber auch kompliziertesten Lebewesen. Bis dahin hat es die biologische Evolution der Geborgenheit also geschafft. Aber durch die allmähliche Ausstattung des Lebewesens Homo sapiens mit Denkvorgängen, Bewusstsein, Motivation und Handeln, Kommunikation, Interessenbildung, Ich-Bezug und Zeitgefühl kommen Kompetenzen ins Spiel, die den Menschen überfordern und den immerwährenden Gegenspieler der Geborgenheit auf den Plan rufen, die Ungeborgenheit.

Die Entwicklung des menschlichen Geistes, der Sprache, des Bewusstsein, des Denkens und der Emotion/Motivation befähigt den Menschen zu gigantischen Fortschritten hinsichtlich der Lebensgestaltung und der Lebensvernichtung. Dabei unterstützen ihn die ökologischen Faktoren des Raumes und der Zeit. Nach und nach kann er sie effizienter nutzen – zur Selbsterhaltung und Selbsterweiterung wie auch zur Selbstzerstörung und Selbstvernichtung. Indem er sich die genannten ökologischen Faktoren aneignet, werden diese zu ökopsychologischen Einflussgrößen, aber auch zu Problemen der weiteren Lebensentwicklung und der sie beeinflussenden Geborgenheits- und Ungeborgenheitsereignisse.

Natürlich befinden wir uns mit diesen Ausführungen noch im Grundlegenden und Allgemeinen. Auf der anderen Seite sind sie aber auch gut belegt, vorausgesetzt, wir lassen uns auf die Forschungsergebnisse und Schlussfolgerungen der Archäologie und der Paläontologie unter Einbezug der psychischen Entwicklungsvorgänge ein. Was die Faktoren des Raumes und der Zeit betrifft, ist ein ganzheitlicher Blickwinkel hilfreich, der den Kosmos und das Universum ebenso einbezieht, wie die diesbezüglichen astrophysikalischen Erkenntnisse. Auch wenn sie die Geborgenheitsentwicklung nicht erklären können, zeigen sie doch universelle Rahmenbedingungen für die Entstehung und Entwicklung von Leben auf.

Ansonsten dürfte die Bio- und Psychogenese der Geborgenheit ebenso wie die Entstehung des Bewusstseins im Zuge der Phylogenese

Lebensvorgänge

Lebensgestaltung und Lebensvernichtung

Sinnfrage

(Stammesentwicklung aller Tiere) und der Anthropogenese (Stammesentwicklung des Menschen) unter Einbezug konkreter Lebensbedingungen in bestimmten Entwicklungszeiträumen relevant sein. Inwieweit alledem ein evolutiver Plan zugrunde gelegen hat oder wir aus unserer Unwissenheit heraus an eine »göttliche« Vorsehung glauben sollen, sei hier dahingestellt. Wichtiger ist wohl die Frage nach dem Sinn der Lebensentwicklung und, damit einhergehend, der Geborgenheitsentwicklung. Denn das ist eine Hauptaufgabe aller Überlegungen und Erkenntnisanstrengungen zur Geborgenheit beim Menschen.

11.3   Zum Sinn der Geborgenheitsentwicklung

Merkmalssynthese

Wenn wir den Menschen als ein Geborgenheitswesen kennzeichnen und die Geborgenheit selbst als ein hochgradig förderliches Lebenssystem ansehen, dann ist erstens die Geborgenheitsentwicklung mit der Evolution des Lebens selbst verknüpft, denn der Mensch ist ein Evolutionsprodukt, und zweitens liegt der eigentliche Sinn der Geborgenheitsentwicklung in ihr selbst. Das bedeutet, dass dieser Sinn in allen Geborgenheitsmerkmalen wie Sicherheit, Schutz, Nähe, Wohlbefinden, Akzeptanz usw. gegeben ist. Sie alle sind Bestandteil dieser integrativen Grundemotion beim Menschen. Damit hängt zusammen, dass es für den Lebensvollzug des Menschen tatsächlich sinnvoll ist, das Geborgenheitsgefühl und -erleben anzustreben und es aktiv aufrechtzuerhalten. Denn die Geborgenheit ist jene integrative Grundemotion, die den Menschen stark macht und ihn mit nahezu unerschöpflichen Kräften für den Lebensvollzug versorgt. Im Idealfall ist die Geborgenheit die Synthese aller beteiligten Gefühle, aus denen sie sich zusammensetzt.

Ungeborgenheit

Widersinnige und störende Einflüsse von außen, also alle von außen wirksamen Ungeborgenheitseinflüsse, treten von selbst ein, oder aber der Mensch ruft sie von sich aus hervor, zum Beispiel durch Aggression, Hass, Zerstörung. In jedem Fall muss er sich mit der nicht sinnvoll erlebten Ungeborgenheit auseinandersetzen und lebensförderlich – eben sinnvoll – eingreifen, wenn er seine Geborgenheit zurückgewinnen möchte. Ansonsten wäre er all den widerlichen Einflüssen wehrlos ausgesetzt, die das Leben des Menschen so häufig kennzeichnen: Macht, Machtmissbrauch, Machtverlust, Neid, Missgunst und Ungerechtigkeiten, die er spätestens dann erlebt, wenn er erfolgreich ist. Ist er nicht erfolgreich, erlebt er die Ungeborgenheit auch. Statt von außen bekämpft zu werden, weil er erfolgreich ist, erniedrigt er sich selbst, weil er Misserfolg erlebt und erfährt und ihm Perspektiven, dies zu ändern, fehlen. Oder er leidet unter beeinträchtigenden Außeneinflüssen.

Gewalt

Wenn man in den Medien die Nachrichten anschaut und hört, erhält man überwiegend negative Informationen: tote Kinder und Erwachsene durch Terroranschläge, fanatisch-religiöse Killerkommandos, usw. – Aggression-Gegenaggression-Aggression-Spiralen der Gewalt. Zumeist werden Menschen vernichtet, die gar nichts getan haben, außer ihr eigenes Leben zu gestalten. Die Überfälle und das Morden ereignen sich jenseits allen humanen Lebens. Hass und Gewalt haben sich verselbstständigt und geraten fast immer außer Kontrolle. Sie erzeugen lang andauernde Trauer, Ohnmacht und wiederum Hassgefühle der Geschädigten. Wie können sie aus solcher Ungeborgenheit herausfinden? Nur schwer. Wer verkraftet schon den Verlust seiner Kinder, der Familie und der Freunde durch blindwütige Gewalt?

Allein die Rückbesinnung auf die aktive Gestaltung der eigenen Geborgenheitsmöglichkeiten kann hier als ein erster Schritt vielleicht Entlastung bringen. Auch bei solch verheerenden Ereignissen kann die Rückbesinnung auf die Geborgenheit uns helfen, Verlust und Trauer zu bewältigen und den Sinn in unserer eigenen Geborgenheit zu finden. Denn es ist die immense Lebenskraft der Geborgenheit, die uns tatsächlich stark macht. Sie gibt uns jene Sicherheit, die wir brauchen, um alle Lebenslagen zu bestehen und um aus Niederlagen und jedweden Verlusten und Einbußen gestärkt hervorzugehen.

11.4 Das Erleben von Geborgensein

Alles Erleben und Verhalten des Menschen, die meisten seiner Tätigkeiten und Handlungen sowie die typisch menschlichen Aktivitäten lassen sich auf seine Geborgenheitsorientierung zurückführen. Unsere Beziehung zu anderen Personen regulieren und organisieren wir möglichst so, dass Geborgenheit erlebt und Ungeborgenheit vermieden wird. Wir sind also bestrebt, unser eigenes Erleben in Richtung Geborgenheit zu erweitern. Ideal ist es, wenn das angestrebte Geborgenheitserleben mit einem Gefühl des *Geborgenseins* zusammenfällt; dann nämlich befinden wir uns in einem paradiesähnlichen Zustand, der alle Annehmlichkeiten des Erlebens enthält und einen Hauch von Glück beinhaltet. Die Glückseligkeit ist etwas, das nur unter Bedingungen des erlebten Geborgenseins möglich ist.

Wenn die eigene Wirklichkeit von diesem Ideal abweicht und Geborgenheit nicht gewährleistet ist, dann versuchen wir das normalerweise durch eigene Aktivität zu ändern. Wir möchten, dass Geborgenheitserleben wirklich wird, das heißt, wir möchten geborgen sein. Um dies annähernd zu erreichen, öffnen wir unser ganzes Spektrum der eigenen Aktivitäten nach verschiedensten Richtungen. Wir ziehen uns etwa in den Schlaf zurück, wir suchen eine andere Umgebung auf, wir verschaffen uns Freizeit mit selbstgewählten und liebgewonnenen Beschäftigungen. Wir begeben uns auf andere Realitätsebenen, die mehr Freiraum für die Selbstentfaltung und die Gestaltung der eigenen Vorlieben und Wünsche bieten. Wir beginnen zum Beispiel zu spielen und erweitern dadurch unseren Erlebnisspielraum, um uns letztlich selbst zu entfalten, ohne äußere Einschränkungen hinzunehmen. Wir können in einem solchen Zeitraum geborgen sein.

Glückseligkeit

Alle diese Verhaltensänderungen eröffnen unterschiedliche individuelle Möglichkeiten, den erlebten und erfahrenen Geborgenheitsmangel zu kompensieren und somit das ersehnte Geborgenheitserleben aktiv herbeizuführen.

Motivation

Die Motivation menschlichen Handelns ist letztlich in unserer Geborgenheitsorientierung verankert, unserer Sehnsucht nach Geborgenheit (Reinhardt 2014), auch wenn manche unserer Handlungen nicht direkt die sie antreibende Geborgenheitsmotivation erkennen lassen. Sogar ganz unabhängig von bestimmten Handlungen, die ja immer auf ein möglichst zu erreichendes Ziel bezogen sind, kann sich der Mensch geborgen fühlen oder aber sich ungeborgen erleben. Seine Stimmung kann ohne erkennbare äußere Einflüsse urplötzlich umschlagen. Sogar ohne sein Zutun kann ein Witterungsumschwung (Kälte, Hitze) seine innere Stimmung des Geborgenseins/Ungeborgenseins beeinflussen und verändern. Ein unangenehm erlebter Raum, eine beeinträchtigend erlebte Person, ein bestimmtes unvorhersehbares Ereignis kann das erlebte Geborgenheitsgefühl in ein Gefühl der Ungeborgenheit verwandeln. Wir können nie ganz sicher sein, dass das Erleben von Geborgensein dauerhaft ist. Was wir tun können, das ist, darauf zu achten, wie wir das erlebte Geborgensein gewinnen oder zurückgewinnen. Wir können uns anstrengen, es möglichst aktiv zu erhalten.

Geborgenheit ist eben ein lebenseigenes System, ein inneres komplexes Grundgefühl, das wie das Leben selbst dem Wandel und der Veränderung ausgesetzt ist, aber sehr wohl über bestimmte Lebenszeiträume relativ stabil und konstant bleiben kann. Weil das Erleben von Geborgensein im Leben selbst verhaftet ist, reicht es in alle Bereiche hinein, mit denen das Leben selbst zu tun hat und von denen es direkt betroffen wird: Körper, Geist und Psyche, Individuum und Umwelt, Eigenes und Fremdes, Materie, Raum und Zeit, Persönlichkeit und Lebensvollzug, Kultur und Gesellschaft, Dasein als ein In-der-Welt-Sein so wie man ist, Existenz und Tod, Vergangenheit, Gegenwart und Zukunft, Werden und Vergänglichkeit, Förderung und Beeinträchtigung, Freud und Leid, Schönheit und Hässlichkeit, Eckigkeit und Statik, Rundheit und Schwingung und Fließen, Haben und Sein.

Unsere Geborgenheitssehnsucht mündet in eine immerwährende Suche nach dem richtigen Weg in das erlebte Geborgensein, was bedeutet, stark zu sein. Denn darin ist das Geborgensein verwirklicht. Es ist daher überhaupt nicht verwunderlich, wenn unser Leben durchdrungen ist von unserem menschlichen Grundbedürfnis nach erlebter Geborgenheit. Sobald wir das Geborgensein erleben, ist es für uns rund und warm und weich, eingebettet in die Schwingungen des sicheren Wohlbefindens, der Herzenswärme und des allseitig tiefen Vertrauens.

Das Geborgensein ist als persönlich wertvollste Form des Erlebens zugleich die eigentliche und vollkommene Form der Geborgenheit. Sie wird als persönliche Kraft und Stärke erlebt.

Zur Verwirklichung dieses Ideals im menschlichen Lebensvollzug ist es manchmal ein weiter Weg. Es gibt außerdem viele Wege, Geborgenheit zu finden. Letztlich muss jedes Individuum seinen eigenen Weg zur Geborgenheit finden, um dann aus ihr alle Stärkungen für sein eigenes Leben zu beziehen.

11.5 Die Vielschichtigkeit des Geborgenheitserlebens – und seine Einheitlichkeit

Bei der Durchsicht aller internationalen Forschungen zur Geborgenheit und der Interviews, die wir von 1996–2016 nach Altersgruppen und Geschlecht in Bezug auf Vergangenheit, Gegenwart und Zukunft und hinsichtlich der kulturell und gesellschaftlich unterschiedlichen Lebensverhältnisse in zwanzig Ländern mit Einzelpersonen geführt haben, verdichtet sich ein bestimmter Eindruck: Geborgenheit wird so vielfältig und individuell erlebt, wie die Individuen als einzigartige Personen sind und sich als solche voneinander unterscheiden. Jedes Individuum erlebt seine Geborgenheit und Ungeborgenheit in persönlicher und eigener Weise. Demgemäß unterscheiden sich auch alle Interviews inhaltlich voneinander und weisen eine ungeheure Vielschichtigkeit auf. Das ist ein klarer Hinweis auf die Einmaligkeit und Einzigartigkeit eines jeden Individuums. Dieser Gesichtspunkt gilt über alle Länder, Kulturen und Gesellschaftsstrukturen hinweg. Und er ist in jeder Kultur sehr deutlich. Auch innerhalb einer jeden Kultur ist nämlich das Geborgenheitserleben selbst mit dem Leben der Person und mit ihrer Individualität auf das Engste verbunden. Dieses Erleben ist individualspezifisch, unverwechselbar, einzigartig. Das individuelle Geborgenheitserleben erweist sich als ein Dokument des Lebensgefühls eines jeden Individuums in seiner Welt. In der Individualität liegt der Grund für die immense Vielfältigkeit des faktischen Geborgenheitserlebens. Das belegen alle Interviewdaten, die wir erhoben haben.

Individuelle Einzigartigkeit

Dennoch erweist sich die Geborgenheit als ein sehr einheitliches Lebenssystem, wenn man die individuellen Aussagen aus einer übergeordneten Perspektive auf überindividuelle Gemeinsamkeiten hin betrachtet (vgl. Psychologie Heute 9/2014 und Brigitte 14/2009, ▶ Verzeichnis der Medienbeiträge).

Dann bestätigt sich nämlich ein universelles Phänomen. Wenn es um das Fundament der Geborgenheit für das Leben geht, steht die Sicherheit noch immer an erster Stelle. Aber sie wird mit unterschiedlichen Gefühlen der Geborgenheit belegt – je nach Kultur und Gesellschaft, nach individuellem und kollektivem Lebensstil und danach, ob etwa Armut überwunden werden kann oder der persönliche Reichtum gesichert werden muss.

Vielfach bedeutsamer ist darüber hinaus die soziale Sicherheit, das unerlässliche Netzwerk sozialer Kontakte und die persönliche Bedeutung von wichtigen Anderen. Die Sozialität und das Netz sozialer

Beziehungen sind ausnahmslos unerlässlich für das individuelle Geborgenheitserleben.

Einheitlichkeit

Ein weiterer Gesichtspunkt der Einheitlichkeit des Geborgenheitserlebens ist die Selbstaktualisierung. Menschen, die sich hierin beeinträchtigt fühlen, sei es durch äußere Zwangsmaßnahmen wie Unterdrückung und Freiheitsentzug, sei es durch innere Beeinträchtigung wie bei der Depression, der Angst und beim Zwang, verfallen automatisch der Ungeborgenheit. Die erlebte oder »nur« gefühlte Ungeborgenheit engt jegliche Aktivität bei Mensch und Tier ein. Sie wirkt lähmend. Das gilt selbstverständlich auch für verinnerlichte Schuldgefühle. Sie erzeugen neben Selbsterniedrigung auch weitgehende Einschränkungen der Eigenaktivität und damit des Handelns. Vor allem aber bringen sie völlig unnötiges Leid hervor. Sie steigern das Erleben persönlicher Ungeborgenheit.

Die Einheitlichkeit des Geborgenheitserlebens dagegen ist über die erwähnten Aspekte hinaus mit dem persönlichen Sinn verbunden, der individuelle Verhaltensorientierungen steuert: Religiosität und Spiritualität, zusammen mit ernsthaften Glaubenseinstellungen, fördern die individuelle Geborgenheitspraxis von selbst. Vom tiefen Glauben aus ist wirklich alles eins und einheitlich. So gesehen ist der Glaube oder die spirituelle Wirklichkeit des Individuums mit seiner Geborgenheit ein- und dasselbe. Die Einheitlichkeit des Geborgenheitserlebens ist dann vollkommen, vor allem wenn eine Lebenseinstellung mit »liebende(…)[r] Hingabe« verbunden ist und ein »inniges Glaubensvertrauen« besteht (Schumann 2011, S. 177).

11.5.1 Ergebnisse aus internationalen Geborgenheitsinterviews

Wer den Kontext dieses Kapitels liest, wird feststellen, dass wir hier versuchen, hunderttausende von Einzelinformationen aus Interviews, die von 1996–2016 international erhoben worden sind, auf einen nachvollziehbaren und verständlichen Nenner zu bringen. Wir haben festgestellt, dass eine graphische Darstellung der Antworten unserer Interviewpersonen in der Form repräsentativer Häufigkeitsverteilungen das Verständnis erschweren, die wesentlichen Informationen verwirren würde. Denn zu komplex und vielschichtig gestalten sich individuelle Aussagen zum persönlichen Geborgenheitserleben über alle Altersgruppen von 10–90 Jahren in den Kulturen der vielen Länder. Und dennoch gibt es überindividuelle Gemeinsamkeiten beim Erleben dieses Grundgefühls der Geborgenheit.

Sicherheit

Durchgängig durch alle Kulturen und Altersgruppen dominieren Aussagen, die das soziale Beziehungsgefüge in den Vordergrund stellen. Früher (Mogel 1995) haben wir behauptet, dass die Sicherheit und das Sicherheitsgefühl allem anderen übergeordnet seien, und wir haben dies in den Daten belegen können. Inzwischen, nach zwei

Jahrzehnten internationaler Geborgenheitsforschung in den Ländern Australien, China, Costa Rica, Deutschland, England, Guatemala, Indonesien, Irland, Malaysia, Norwegen, Österreich, Paraguay, Polen, Rumänien, Schweden, Singapur, Spanien, Thailand und Ungarn zeichnet sich ein gewisser Wandel, genauer gesagt, eine Differenzierung, ab. Die Sicherheit ist immer noch sehr wichtig und vorrangig, wenn es um die eigentliche Basis der Geborgenheit geht, aber sie nimmt unterschiedliche Inhalte an. Während in den wirtschaftlich vergleichsweise gut gestellten Ländern die materielle Sicherheit eher nicht im Vordergrund der Äußerungen zum Geborgenheitserleben steht, ist das in den südostasiatischen Ländern wie beispielsweise Thailand anders: Hier spielt die materielle und existentielle Sicherheit eine absolut dominante Rolle, und zwar ebenfalls über alle Altersgruppen und die Geschlechter hinweg. Das betrifft die materiell-existentielle Sicherheit.

Doch die Geborgenheit ist letztlich tatsächlich darin verwurzelt, wie wir sie im Leben selbst empfinden, in den persönlich wichtigen sozialen Beziehungen sowohl nach außen als auch in ihrer psychischen Organisation nach innen. Dabei spielt die existentielle Absicherung eine wesentliche Rolle. Aber das ist längst nicht alles. Erfahrungen wie Nähe, Wärme, Akzeptanz, positive Wertschätzung usw. erweisen sich international als herausragende Geborgenheitsmerkmale. Dies deckt sich übrigens mit den Quellen der Geborgenheit in der Evolutionsgeschichte des Homo sapiens, welche die gesellschaftliche Evolution miteinschließt (vgl. Portmann 1970, Schreiner 2013, S. 35–45).

Damit hat die Geborgenheit begrifflich mit dem zu tun, was schon William James 1890 besonders hervorhob, nämlich das soziale Selbst und was George Herbert Mead (1934) den »Generalisierten Anderen« nannte. Beispielsweise verweist die Hervorhebung persönlicher Gespräche, des Zuhauses, der Nähe zu anderen sowie des Vertrauens und der Liebe oder des Hilfe Erhaltens und Hilfe Gebens auf Geborgenheitserfahrungen, die letztlich mit engem sozialem Kontakt zu tun haben. Wenn wir also behaupten, der Mensch sei ein Geborgenheitswesen, dann sagen wir damit zugleich, dass er das Wesentliche seiner Geborgenheit nicht nur in existentieller Sicherheit, sondern vor allem in seinem sozialen Beziehungsnetz verankert. Auch das von uns bisher in den Vordergrund gehobene persönliche Sicherheitsgefühl ist somit letztlich in der Sozialität, insbesondere in der sozialen Zuneigung begründet.

Geradezu spiegelbildlich konträr erweisen sich eindeutige Merkmale der Ungeborgenheit, wie zum Beispiel Einsamkeit, kein Vertrauen, zwischenmenschliche Kälte, sich nicht angenommen bzw. sich von außen überkritisch betrachtet zu fühlen. Auch das Vermeidungsverhalten gegenüber persönlich als unangenehm empfundenen Personen, wie zum Beispiel das aus dem Weg gehen, zählt hierzu.

Selbstverständlich gibt es kulturübergreifende Ungeborgenheitssituationen, die nicht mit unmittelbarem sozialem Kontakt, sondern

Evolution

Ungeborgenheit

mit von außen eindringenden Ereignissen zu tun haben, die wir in anderem Zusammenhang als beeinträchtigende Umweltpressionen bezeichnet (Mogel 1990b) haben. Aus diesen resultiert Ungeborgenheitserleben wie beispielsweise die Angst vor Kriegen, Bürgerkriegen, Terroranschlägen, vor gesellschaftlichen Zerfallserscheinungen, vor politischer Verfolgung, vor gesellschaftlicher Nichtakzeptanz, wie sie immer wieder anders Aussehende und aus anderen Ländern stammende Personen verspüren. Menschen mit solchen Ungeborgenheitserfahrungen haben es schwer, ihre Tendenz zur Selbstaktualisierung zu realisieren.

Aktivität

Rogers (1959, deutsch 1989) hat die beim Menschen herausragende Aktualisierungstendenz in seiner Theorie der Therapie hervorgehoben, die er aus der Analyse unzähliger therapeutischer Einzelfälle erschließen konnte. Eng verbunden damit ist »das Bedürfnis nach positiver Beachtung. Dieses Bedürfnis ist ein Wesenszug des Menschen« (Rogers 1989, S. 49). Das entspricht exakt auch unseren international erhobenen Befunden. Der Mensch braucht positive Beachtung als Grundlage seines Geborgenheitsgefühls.

Zeit

Die Geborgenheit erweist sich darüber hinaus insgesamt nicht als ruhender Zustand, sondern als ein ständig aktives System der Lebenserhaltung und -gestaltung. Wird dieses System in seiner Aktivität und Dynamik unterbrochen, zum Beispiel durch verschiedene Krankheitsformen oder existentielle Abgründe, wird also der Mensch durch welchen Einfluss auch immer zur Untätigkeit gezwungen, so entsteht Ungeborgenheit. Das Gefühl, nichts zu tun zu haben und sich nicht beschäftigen zu können, verändert auch das Zeiterleben in Richtung Ungeborgenheit. Die Zeit vergeht auf einmal subjektiv viel langsamer im Vergleich zu erlebnisreichen persönlichen Aktivitäten und Handlungen. Der persönliche Stillstand der Zeit wird als unerträglich erlebt. Typischerweise werden solche Ungeborgenheitsmerkmale kulturübergreifend nach dem Übergang in die Pensionierung genannt, aber auch bei Krankheiten, die den Handlungsspielraum enorm einengen. Die Selbstaktualisierung, wie sie die humanistische Psychologie so stark hervorgehoben hat, ist also ein offensichtlich notwendiger Bestandteil eines tiefgehenden Geborgenheitserlebens.

Wie man sehen kann, ist das menschliche Leben ohne Geborgenheit wenig wert. Dem entspricht, dass ungeborgene Menschen sich häufig tatsächlich als wertlos thematisieren. Auch das lässt sich in der internationalen Bandbreite unserer Untersuchungen klar belegen.

Schuldgefühle

Besonders in abendländischen Gesellschaften christlicher Prägung spielen Schuldgefühle eine starke Rolle für erlebte Ungeborgenheit. Es ist kein Zufall, dass der europäische Mensch sich für nahezu alles, wovon er glaubt, dass es nicht ganz korrekt sei, entschuldigt. In unseren im buddhistisch geprägten Thailand geführten Kontrolluntersuchungen bis 2016 finden wir in fast 400 Geborgenheitsinterviews keine Hinweise auf religiös bedingte Schuldgefühle. Lediglich in dem für die Thai so wichtigen Familiensystem kommt es zu persönlichem Missbefinden, das durch Streitigkeiten ausgelöst wird, denn Streit und aggressive Auseinandersetzung sind in ihrem Lebensgefühl tabu. Man findet eher eine psychotherapeutisch relevante Bewältigungsstrategie durch Meidung von näherem Sozialkontakt bei der Befürchtung, dass es zu Streit kommen könnte. Das sich gegenseitig aus dem Weg gehen ist also hier nicht das Ergebnis einer persönlichen Antipathie, sondern ein Vermeiden von als möglich antizipierten Auseinandersetzungen. Ethologen könnten in dem für sein Lächeln bekannten Land auch eine generalisierte Form der Aggressionsbeschwichtigung sehen. Aber das ist nur eine Hypothese. Mein Eindruck nach längeren Forschungsaufenthalten ist eher der: Die Leute dort wirken auf uns Europäer in ihrer Heimat freundlicher, als wir auf uns. Einschränkend sei darauf hingewiesen, dass in der Zeit zwischen 2011 und 2016 ein deutlicher Rückgang des »obligatorischen« Lächelns festzustellen ist, vermutlich aufgrund der manchmal fast bürgerkriegsähnlichen Unruhen in der thailändischen Bevölkerung bis 2014.

Befunde zum Ungeborgenheitserleben und seinen Konsequenzen finden sich schon im Subhumanbereich und in der Entwicklungspsychologie. Auch als gesicherte Erkenntnis der Zoologie und Ethologie kann man folgendes feststellen: ein Jungtier, das sich ungeborgen fühlt, oder sich aus dem Gefühl der Schutzlosigkeit heraus ängstigt, spielt nicht (vgl. Portmann 1940). Dasselbe gilt im Humanbereich für den Menschen. Ein krankes Kind spielt nicht (vgl. Hetzer 1929). Offenbar ist bei empfundener Schutzlosigkeit sowie bei Krankheitsgefühlen das Ungeborgenheitserleben so aktiv dominant, dass alternative Handlungssysteme wie z. B. das Spielen blockiert werden. Dem entspricht, dass in allen unseren Ergebnissen, insbesondere bei älteren Menschen, erlebte Krankheit zugleich Ungeborgenheit erzeugt.

Beispielsweise haben wir in den thailändischen Erhebungen auffallend häufig ein Ungeborgenheitserleben gefunden, das mit der Handlungseinschränkung durch Krankheit verbunden ist. Aufschlussreicherweise ist dies mit der Verhinderung religiösen Verhaltens verknüpft: Viele alte kranke Menschen bedauern zutiefst, wegen ihrer Erkrankung daran gehindert zu sein, den buddhistischen Tempel, das Wat, zu besuchen. In europäischen Interviews konnten wir einen solchen Zusammenhang weniger feststellen, in Einzelfällen aber schon. Damit stellt sich die Frage nach dem Zusammenhang der Geborgenheit mit dem persönlichen Glauben und der praktizierten Religiosität sowie mit Spiritualität und persönlichem Sinn der eigenen Geborgenheitsgestaltung von selbst (vgl. ▶ Kap. 13.9). – Auch hierzu haben wir mehrere Dutzend von Einzelfällen untersucht und einige Quintessenzen daraus gezogen, inwieweit der persönliche Glaube das individuelle Geborgenheitserleben prägt oder sogar trägt, also die »Grundtatsache der Geborgenheit« (Portmann 1988, S. 59) einschließt.

11.5.2 Graphische Veranschaulichung einer Auswahl von Vergleichsgruppen

Kulturvergleiche /
Religionsvergleiche

Die folgenden Grafiken zeigen beispielhaft tendenzielle Ausprägungen in zwei ausgewählten Vergleichsgruppen bezüglich der Geborgenheitserfahrungen. Es handelt sich dabei um die Erhebungen aus Deutschland und Thailand, da diese über zwei Jahrzehnte vollständig repräsentativ erfolgt sind und beide Kulturen und Gesellschaftsstrukturen sich in vielen Aspekten unterscheiden. Wenn sich in den ausgewählten Grafikbeispielen dennoch eine gewisse Übereinstimmung und Einheitlichkeit der Geborgenheitserfahrungen erweist, so ist das ein Zeichen dafür, dass das Lebenssystem der Geborgenheit kultur- und gesellschaftsübergreifend gelebt wird. Dennoch darf man nie vergessen, dass die zugrundeliegenden Daten letztlich Individualdaten sind. Das gilt sowohl für den Vergleich Deutschland-Thailand (◘ Abb. 11.1) als auch für die dann folgenden Grafiken zum Vergleich verschiedener Religionen und der darin enthaltenen Geborgenheitserfahrungen (◘ Abb. 11.2). Wohlgemerkt: Es handelt sich um eine beispielhafte Auswahl. Prinzipielle Allgemeingültigkeit wird daher nicht beansprucht. Die folgende Auswahl von Ergebnissen ist der besseren Übersichtlichkeit halber auf die sieben jeweils meistgenannten Inhalte der Geborgenheit begrenzt. Die Grafiken sind auf Vergleiche der Altersgruppen in beiden Ländern angelegt.

Nähere Erläuterungen von kulturspezifischen Situationen erfolgen in ▶ Kap. 13.8, nähere Ausführungen zu Glauben, Spiritualität und Religion in ▶ Kap. 13.9.

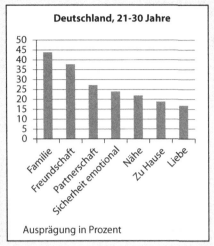

Deutschland, 21-30 Jahre

Ausprägung in Prozent

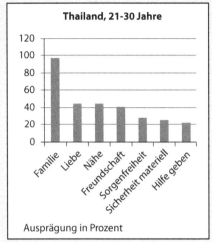

Thailand, 21-30 Jahre

Ausprägung in Prozent

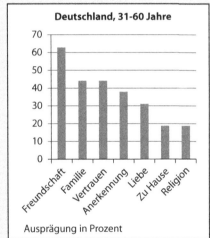

Deutschland, 31-60 Jahre

Ausprägung in Prozent

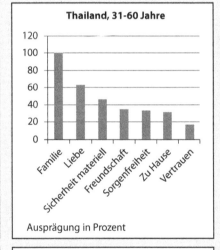

Thailand, 31-60 Jahre

Ausprägung in Prozent

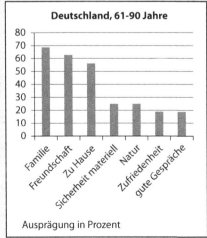

Deutschland, 61-90 Jahre

Ausprägung in Prozent

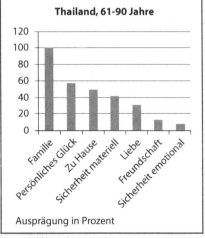

Thailand, 61-90 Jahre

Ausprägung in Prozent

◻ **Abb. 11.1** Vergleichsgruppen hinsichtlich der Geborgenheitserfahrungen: Altersgruppen in Deutschland und Thailand

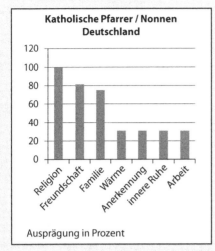

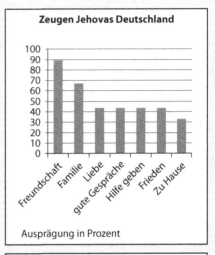

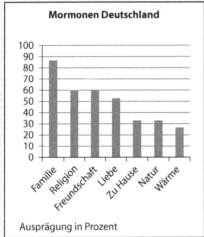

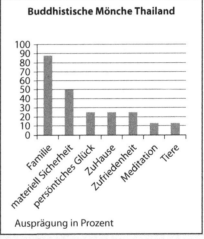

▣ **Abb. 11.2**   Vergleichsgruppen hinsichtlich der Geborgenheitserfahrungen: Religionen

Literatur

Darwin C, herausgegeben von Carus JV (1875-1899) Gesammelte Werke. Schwei-
    zerbart, Stuttgart
Hetzer H (1929) Kindheit und Armut. Psychologische Methoden in Armutsfor-
    schung und Armutsbekämpfung. Hirzel, Leipzig
James W (1890) The principles of psychology. Henry Holt and Co, New York, NY
Leakey RE, Lewin R (1993) Der Ursprung des Menschen. Auf der Suche nach den
    Spuren des Humanen. Fischer, Frankfurt am Main
Mead GH (1934) Mind, self and society. From the standpoint of a social behaviorist.
    University Press, Chicago
Mogel H (1990b) Umwelt und Persönlichkeit. Bausteine einer psychologischen
    Umwelttheorie. Hogrefe, Göttingen
Mogel H (1995) Geborgenheit. Psychologie eines Lebensgefühls. Springer, Berlin

Portmann A (ca. 1940) Aus meinem Tierbuch. Zoologische Skizzen. Reinhardt, Basel

Portmann A (1970) Entläßt die Natur den Menschen? Gesammelte Aufsätze zur Biologie und Anthropologie. Piper, München

Portmann A (1988) Das Spiel als gestaltete Zeit. In: Flitner A et al. (Hrsg) Das Kinderspiel. Piper, München, S 55–62

Reinhardt S (2014) Geborgenheit. Unsere heimliche Sehnsucht. In: Psychologie Heute 9/2014, S 32–37

Rogers C (1989) Eine Theorie der Psychotherapie, der Persönlichkeit und der zwischenmenschlichen Beziehungen entwickelt im Rahmen des klientenzentrierten Ansatzes. GwG, Köln

Schreiner W (2013) Die Kinder des Rätsels: Das vierdimensionale Wesen. Deutscher Wissenschafts-Verlag, Baden Baden

Schumann, HW (2011) Buddhismus. Stifter, Schulen und Systeme. Random House, München

Zimmer C (2006) Woher kommen wir? Die Ursprünge des Menschen. Elsevier, München

Geborgenheit finden – und gestalten

Hans Mogel

H. Mogel, *Geborgenheit: Quelle der Stärke*,
DOI 10.1007/978-3-662-47478-5_12, © Springer-Verlag Berlin Heidelberg 2016

Unser Ziel, Geborgenheit in uns selbst zu finden und geborgen zu leben, ist das Anliegen dieses Buches. Aber das Finden ist die eine Seite, das Praktizieren und Gestalten die ebenso wichtige andere. Für beides gibt es Lösungen oder zumindest Lösungswege. Dabei ist zu unterscheiden, wen man damit erreichen möchte: das Individuum oder den Menschen im Allgemeinen, bestimmte gesellschaftliche Gruppen mit ihren Denkformen und Verhaltensmustern oder die individuellen Lebensverhältnisse in gesellschaftlich unterschiedlich organisierten Kulturen. An diesen grundsätzlichen Voraussetzungen müssen sich praktizierbare Lösungsvorschläge orientieren. Ich möchte mich vor allem auf den individuellen Menschen konzentrieren, wobei seine Lebensverhältnisse, Kultur und Gesellschaft, die Rahmenbedingungen für seinen Lebensvollzug stellen.

12.1   Praktizierbare Lösungen

Eigenaktivität und Außeneinflüsse

Mit Lösungen sind hier praktizierbare Handlungen gemeint, die verlässlich zum Ziel führen: Geborgenheit zu finden, zu erleben, zu gestalten und auch aufrechtzuerhalten. Diese Handlungen entstehen nicht von selbst. Sie setzen eine innere Bereitschaft und ein konsequentes Bemühen voraus, das Handlungsziel tatsächlich erreichen zu wollen. Das ist die motivationale Seite. Wie ein Individuum zielbezogen handelt, hängt letztlich allein von ihm selbst ab. Zwar wird es dabei von äußeren Umständen und Einwirkungen beeinflusst, von hinderlichen und förderlichen. Aber das Handlungsergebnis ist nicht schicksalhaft, wenngleich Schicksalsschläge sehr wohl die Handlungsfreiheit beeinflussen können. So gut wie immer sorgen Außeneinflüsse dafür, dass die Praktizierbarkeit von Handlungen, die auf das Erreichen persönlicher Geborgenheit bezogen sind, an Grenzen stößt und Hindernisse zu überwinden sind. Die Erfolgsaussichten sind also mit persönlichen Anstrengungen verbunden. Es lohnt sich, die Anstrengungen auch bei auftretenden Hindernissen fortzusetzen. Besonders wichtig dabei ist, nicht in das Nachgrübeln zu verfallen, sondern achtsam zu bleiben und seine Gedanken ruhen zu lassen. Denn nur auf diese Weise können erfolgreiche Lösungen gelingen, was schließlich bedeutet, in Geborgenheit zu leben und sie als Kraftquelle des Daseins zu nutzen.

Das eigentliche Ziel ist klar. Der Mensch möchte in Geborgenheit leben. Dazu gehört es, allen Erscheinungen der Ungeborgenheit entgegenzutreten, sie durch praktikable Lösungen zu minimieren. Am besten wäre es, die Ungeborgenheit vollständig aus dem Leben zu verbannen, zumindest jedoch, wenn sie schon etabliert ist, aus ihr herauszufinden. Patentlösungen gibt es jedoch nicht.

Individuum / Kultur / Umwelt

Die Ausgangssituationen dafür, praktikable Lösungen für ein geborgenes Leben zu finden, sind so unterschiedlich wie die Individuen selbst. Sie sind bedingt durch frühe Bindungserfahrungen, sie sind verbunden mit den gegenwärtigen persönlichen Lebensverhältnissen, und sie hängen vor allem mit der Eigenart der individuellen Person zusammen. All das wirkt auf ihre Bereitschaft und Fähigkeit, ihr Leben selbst zu verändern. Dies ist die individuelle Seite praktizierbarer Lösungen. Sie wird beeinflusst durch übergeordnete Kultur- und Umweltverhältnisse einer Gesellschaft. Sie prägen das Denken und das Lebensgefühl mit. Das will ich an einem Beispiel aus unseren jüngsten Vergleichen zweier völlig unterschiedlicher Kulturen bis 2016 zeigen.

In Deutschland wird nach wie vor die Geborgenheit durch das Gefühl der Sicherheit, des Wohlbefindens, des Vertrauens, der Liebe und Akzeptanz sowie des Schutzes, Verständnisses, der Zuneigung und ferner durch das Hilfe-Erhalten, das Zuhause, die innere Ruhe bzw. Gelassenheit getragen. Interessanterweise hat aber die innere und teilweise auch zwischenmenschliche Wärme in ihrer Bedeutung für das Geborgenheitserleben im Laufe der letzten zwanzig Jahre in Deutschland abgenommen. All das ist durch die erhobenen Daten belegt, und zwar für alle Altersgruppen zwischen 10 und 90 Jahren!

Anders ist es in den Vergleichsgruppen zwischen 10 und 90 Jahren in Thailand (1996–2016). Bereits das Wort Geborgenheit selbst nennen die Thai *ob-un-djai*, was »warm um's Herz« bedeutet. Auch sie verbinden Geborgenheit mit Sicherheit, Wohlbefinden und Schutz. Aber die Sicherheit wird viel stärker existentiell thematisiert, das Wohlbefinden mit Konfliktfreiheit verknüpft. Grundlage der Geborgenheit sind die Familie, die Eltern, die Freunde, der Buddha und Thailand. Allerdings schwingt beim Geborgenheitsthema Liebe die Angst, sie verlieren zu können, immer mit. Genauer gesagt: Liebe wird als Quelle der Geborgenheit ersehnt und auch empfunden – gleichzeitig herrscht die Angst, sie zu verlieren und damit eine existentielle Quelle der Geborgenheit einzubüßen. Ansonsten benötigen auch die Thai soziale Nähe. Sie feiern übrigens gemeinsam jedes nur erdenkliche Fest, sogar Weihnachten, ausgiebig. Aber insgesamt leben sie ihre Geborgenheit individualistischer und »freier« (Thai = deutsch: die Freien). Was besonders auffällt: Das Loslassen fällt ihnen leichter als uns.

Gerade hier liegt in Deutschland und anderen westlichen Gesellschaften die vermutlich größte Hürde dafür, Lösungen zu entwickeln, um Geborgenheit zu finden. Wir halten an unseren Habseligkeiten häufig auch dann noch fest, wenn sie uns längst nicht mehr »selig« machen, sondern ungeborgen. Hier können wir von anderen Ländern lernen! Praktikalbe Lösungen, um Ungeborgenheit zu vermeiden und das ersehnte Geborgenheitsgefühl zu erlangen, sind nur möglich, wenn wir das Festhalten aufgeben oder besser: auflösen, das heißt loslassen. Es geht dabei um nicht weniger als darum, das Festhalten an den beeinträchtigenden Ungeborgenheitserfahrungen aus der Vergangenheit zu durchbrechen (vgl. z. B. ► Kap. 8.1), unsere Sicherheit weniger in der permanenten Sicherung des Wohlbefindens, sondern im Wohlbefinden des Lebens selbst zu suchen und zu finden, uns dabei weniger auf die Vergangenheit und die Zukunft, sondern vor allem auf die Gegenwart zu konzentrieren. Denn in der Gegenwart spielt sich das Leben ab. Für erfolgversprechende Lösungen hat das

Deutschland

Thailand

Festhalten

entscheidende Konsequenzen. Wenn wir aus jeglicher Ungeborgen-heit herauskommen und in ein geborgenes Leben finden möchten, dann müssen wir das *jetzt* tun. Es geht darum, anstehende Entschei-dungen in der Gegenwart zu treffen und sie konsequent durchzuführen: Loslassen ist dann die »Erlösung« vom Festhalten.

Es gibt zwar nicht den Zauberstab dafür, von Ungeborgenheit auf Geborgenheit umzuschalten. Auch kann es nicht den generellen Tipp, wie man die individuelle Ideallösung findet, geben. Dafür ist das menschliche Individuum viel zu einzigartig und eigenartig zugleich.

Wir verfügen allerdings über bewährte und somit erfolgreiche Möglichkeiten, über realisierbare Lösungen dafür, wie man Gebor-genheit für sich gestalten kann. Es handelt sich dabei um bestimm-te Selbstbehandlungs- und Trainingstechniken, die in ▸ Abschn. 12.3 und ▸ Abschn. 12.4 genannt werden. Sie verhelfen zu innerer Ruhe und Gelassenheit. Das folgende Kapitel ▸ Abschn. 12.2 soll aber zu-nächst zeigen, wie man Geborgenheit erarbeiten kann. Dabei geht es schließlich um uns selbst.

12.2　Wie man Geborgenheit erarbeiten kann

Regelmäßige Anwendung

Es gibt inzwischen eine ganze Reihe wirksamer und erfolgreicher Techniken der Selbstbehandlung, die man unter Anleitung erlernen kann und dann regelmäßig, das heißt *täglich*, anwenden soll. Sie alle stärken die innere Sicherheit, bringen Ruhe und Wohlbefinden mit sich und haben einen förderlichen Einfluss auf das Selbstwertgefühl. Sie eignen sich zur Selbstheilung der körperlich-seelisch-geistigen Einheit des Menschen, indem sie, vom eigenen Bewusstsein gesteuert, Veränderungen in Richtung Wohlbefinden und Geborgenheit her-vorbringen. Sie benötigen wenig Zeit, nämlich etwa 10–50 Minuten insgesamt – und dies auf ein bis zwei Durchführungen am Tag ver-teilt. Es gibt nur eine unumgängliche Voraussetzung für den Erfolg der Selbstbehandlung, der sich in persönlicher Entspannung, innerer Ruhe und vollkommener Erholung sowie Gelassenheit zeigt: Sie be-steht im täglichen Durchführen der erarbeiteten Technik.

Die folgenden Selbstheilungstechniken bewähren sich seit eh und je:
- das autogene Training (vgl. hierzu Schultz 1932 und Langen u. Mann 2005),
- alle Formen der (a) yogischen Meditation, (b) buddhistischen Meditation, (c) christlichen Meditation (vgl. Kabat-Zinn 2011; Ott 2010; Sonntag 2016).

Eine Sonderform ist die transzendentale Meditation zur Herbeifüh-rung von Entspannung und innerer Ruhe. Die angeführten und et-liche weitere Techniken sind inzwischen verbreitet. Sie können zum Teil sogar in Volkshochschulen erlernt, in Büchern nachgelesen, im Internet recherchiert werden.

Eine seit langem bewährte Technik ist das Muskelentspannungstraining nach Jacobson. Beim Qi Gong, das seit mehreren tausend Jahren in China zur Regulation des Energieflusses im eigenen Körper angewandt wird, handelt es sich um eine sanfte Form der Bewegung, die in vielen Bereichen heilsam wirkt. Mit Bewegung arbeitet auch das Taiji, das in einem meditationsnahen Sinne die Regulationsvorgänge des gesamten Stoffwechsels eines Organismus stimuliert. Feldenkrais ist eine einsichtsabhängige Umlernmethode für richtige Bewegungen. Yoga gibt es inzwischen in zahlreichen Variationen. Das uralte Grundprinzip des Yoga ist meditativ und somit an der bewussten Regulation des Atems zur harmonischen Vereinheitlichung von Körper, Seele und Geist orientiert. Besonders darin werden seine Selbstheilungskräfte wirksam. Harmonie und Entspannung bringt auch das Hören und Machen von Musik mit sich. Das Gleiche gilt für das Erleben besonderer Naturökosysteme und spezieller Landschaften.

All das sind Entspannungsmöglichkeiten mit dem Ziel einer Verbesserung der Integration des geistig-seelisch-körperlichen Gleichgewichts. Sie alle erweisen sich als wertvoll, vorausgesetzt, man erlernt sie sachadäquat, z. B. in entsprechenden Kursen, und man wendet sie regelmäßig an, am besten täglich. Die Meditation weist darüber hinaus so wesentliche Inhalte auf, dass wir sie in ► Abschn. 12.4 gesondert behandeln.

Geborgenheit zu erarbeiten ist eine Lebensaufgabe. Sie ist mit dem Ziel verbunden, geborgen zu werden, zu sein und zu bleiben. Wenn man bedenkt, wie viele Überraschungen, Unwägbarkeiten und auch beeinträchtigende kritische Lebensereignisse (sog. ökopsychische Übergänge, Mogel 1984) das Leben mit sich bringt, wird rasch klar, dass die Lösung dieser Aufgabe mit dauerhaften eigenen Anstrengungen und mit ständigem Engagement einhergehen muss. Es handelt sich also tatsächlich um ein Erarbeiten, wenn ein Leben in Geborgenheit dauerhaft wirksam werden soll.

Die Ausgangsbedingungen dafür sind für jedes Individuum andere. Das bringt schon die individuelle Biographie mit sich, und die je gegenwärtigen Lebensverhältnisse einer jeden Person sind gleichermaßen relevant. Damit gibt es keine einheitliche Regel dafür, wie das Erarbeiten der Geborgenheit zu geschehen hat. Zunächst geht es darum, erst einmal aus der Ungeborgenheit herauszukommen.

Um aber die Geborgenheit zu finden, die uns wirklich stark macht, müssen wir mit unserer eigenen Person anfangen, unsere Geborgenheit zu erarbeiten, das heißt mit unseren inneren Einstellungen zu uns selbst und zur Welt, mit unseren Bewertungen von Personen und Ereignissen der Wirklichkeit.

In ► Kap. 9 haben wir gesehen, auf wie vielfältige Weise auch Alltagsereignisse sich eignen, Ungeborgenheit und Leiden zu erzeugen und zu festigen. Wie kann die individuelle Person effektiv diesen Beeinträchtigungen entgegentreten? Der wirksamste und vielleicht schwierigste Weg ist im Prinzip gangbar: Nur durch aktive innere Veränderung unserer Einstellungen können wir der Ungeborgenheit

Veränderung von Einstellungen

begegnen, das Leiden abwenden oder zumindest lindern und das Geborgenheitserleben erarbeiten. So tritt eine entscheidende Veränderung bei uns selbst ein, welche die Ungeborgenheit buchstäblich entmachtet. Wir erleben dann zwar nicht andere Dinge und Ereignisse als zuvor, wohl aber erleben wir die Dinge und Ereignisse anders. Und darauf kommt es an: Diese Weise, aus der Ungeborgenheit in die Geborgenheit zu gelangen, hat ihre Quelle in uns selbst. Sie gründet im Glauben an uns selbst, in unserer Selbstachtung, unserem Selbstvertrauen, dem Selbstwertgefühl und der Selbstkompetenz darin, eigene Einstellungen zu verändern. Das ist die eigentliche Arbeit.

Positives Selbstwertgefühl

An sich selbst zu glauben bedeutet ein positives Selbstwertgefühl zu haben. Die verlässlichste Quelle der Sicherheit im Leben ist das Grundgefühl, selbst wertvoll zu sein. Die höchste Form positiven Selbstwertgefühls ist die uneingeschränkte Selbstliebe, die Liebe zur eigenen Person – nicht im narzisstischen, sondern in einem kosmischen Sinne. Da Liebe die effizienteste und damit wirkungsvollste Energie im Leben ist, eröffnet vorbehaltlose Selbstliebe universelle Möglichkeiten der persönlichen Lebensgestaltung und der Bewältigung aller Lebenslagen und damit der Bewältigung des Leidens in der Ungeborgenheit. Diese Form der unbedingten Selbstliebe ist auch die verlässlichste Grundlage der Nächstenliebe. Denn nur wer sich selbst akzeptiert, sich mag und vertraut – kurz – wer in sich selbst zuhause ist, kann positive Energie auf andere ausströmen, sie übertragen und darüber hinaus vergleichsweise sichere Wege aus jeder Ungeborgenheit einschlagen. Wo diese Energie fehlt, kann keine förderliche Aktivität und Bereitschaft entstehen, eigene Wege aus der Ungeborgenheit zu finden. Noch einmal: Unbeschränkte Nächstenliebe setzt uneingeschränkte Selbstliebe voraus, also das Gefühl der Selbstgeborgenheit. Damit ist die Liebe wieder der gemeinsame energetische Nenner für unsere inneren Einstellungen, die aus ihnen hervorgehenden Bewertungen und die Einstellungsänderungen, welche Wege aus der Ungeborgenheit eröffnen.

Leiden und Erlösung

Der gemeinsame Nenner der Ungeborgenheit ist ganz im Gegensatz dazu das Leiden. Buddha hat es nicht umsonst ins Zentrum seiner Lehren gestellt (Leben ist Leiden) und Wege zu seiner Überwindung aufgezeigt. Ebenfalls Jesus zeigte, dass Leiden untrennbar mit Leben (und Tod) verbunden ist, ferner, welcher Anstrengungen es bedarf, das Leiden durch Erlösung (= loslösen, loslassen) effektiv zu überwinden, um geborgen zu sein. Das ist Geborgenheit erarbeiten an und für sich.

Almustafa in Orphalese: Körper und Seele

Auch die psychophysiologisch psychosomatische Sichtweise von Leib und Seele ist nicht erst seit René Descartes', Gottfried Leibniz' und Baruch Spinozas Philosophie der frühen Neuzeit als zusammenhängend, wechselwirkend oder gar identisch (Spinoza) wissenschaftlich thematisiert. Schon gar nicht spielt die jüngere akademische Psychologie eine Schlüsselrolle für eine aufschlussreiche Erkenntnis dieses Zusammenhangs zwischen Leben und Leiden, Gesundheit und Krankheit, Geborgenheit und Ungeborgenheit. Absolut unmissverständlich hat lange zuvor diesbezüglich der *Prophet Almustafa in Orphalese* auf den Kausalzusammenhang von Körper und Seele hingewiesen und darauf, welche Schlüsselrolle dabei die persönlichen Einstellungen zu sich selbst spielen: »Sogar euer Körper kennt sein Erbe, und er lässt sich nicht täuschen. Und euer Körper ist die Harfe eurer Seele. Und es liegt an euch, ob ihr der Harfe süße Musik oder wirres Getöne entlockt« (Gibran 2006, S. 71). Die Einstellungen der Seele, die Einstellungen und Bewertungen des psychischen Systems beim Menschen spielen die Schlüsselrolle dafür, wie es ihm geht. Das stimmt überein mit dem wissenschaftlichen Begriff der Person oder Persönlichkeit. Dieser Begriff entspricht etymologisch dem eines Klangkörpers, denn lat. »personare« bedeutet »hindurchklingen«. Es kommt also allein darauf an, welche Schwingungen wir in und mit unserem Körper erzeugen. Das wiederum hängt davon ab, wie wir den Körper (»die Harfe unserer Seele«) einstellen. Und das liegt vor allem darin begründet, welche Energien wir ihm zuführen, förderliche oder beeinträchtigende, das heißt, wie wir Geborgenheit erarbeiten!

Wenn wir am beeinträchtigend erlebten Zustand der Ungeborgenheit festhalten, halten wir bereits bestehende Energieblockaden aufrecht. Wenn wir unsere Einstellungen umstellen auf positive Energiezufuhr im Sinne der Selbstachtung und des unbedingten Glaubens an uns selbst, lösen sich energetische Blockierungen zugunsten heilsamer Selbstregulationsprozesse für ein geborgenes Leben. Trotz faktischer Ungeborgenheit und Beeinträchtigung gelingt es uns durch Veränderung negativer und Optimierung positiver Lebenseinstellungen, aus den allermeisten Formen des Leidens Lösungswege zu finden und das Leiden zu beenden.

Das Leiden an der Ungeborgenheit zu überwinden und mit allen Anstrengungen sich selbst und beeinträchtigende Lebensumstände zu klären und zu verändern, das öffnet die Chancen für ein beständiges Leben in Geborgenheit. Sie zu erarbeiten, zu finden und aufrechtzuerhalten ist vielleicht das wichtigste Ziel im Leben. Es ist die eigentliche Grundlage für die Entwicklung von Energie, Kraft, Gesundheit und Glück.

Lösungen aus dem Leiden

Bei allem darf man nie unsere anfängliche Entwicklung vergessen. Nähe, Aufmerksamkeit, Zuwendung und vor allem Hautkontakt fordert schon das Neugeborene als Überlebensgarantie. Es signalisiert dies durch verschiedene Weisen des Weinens. Und die Mutter erkennt sie – normalerweise. Bekommt das sehr junge Kind diese überlebensnotwendige Zuwendung nicht, wird es sterben oder zumindest miserable Startbedingungen für die eigene Persönlichkeitsentwicklung haben (Urmisstrauen, Erikson 1957). Das Urvertrauen in ein förderliches geborgenes Leben wäre dahin. Was die frühkindliche Geborgenheitsentwicklung betrifft, so hat die Bindungsforschung (z. B. Mary Ainsworth, John Bowlby, René A. Spitz) überzeugende Nachweise geliefert (Bowlby 1975, Spitz 1972, Grossmann u. Grossmann 2011). Harry Harlow hat mit seinen Rhesusaffenexperimenten

Kontaktkomfort

überzeugend gezeigt, dass Affenkinder einen mit Fell überzogenen Drahtzylinder einem nicht befellten, der nur Futter abgibt, vorziehen (Harlow 1961). *Kontaktkomfort* bietet offensichtlich mehr Geborgenheit als Futter ohne Hautkontakt. Überlebensnotwendig ist beides. Für die Geborgenheit sind offenbar Nähe, Wärme und Hautkontakt sowie Anlehnung wesentlich wichtiger.

Die aktive Erarbeitung der Geborgenheit ist die erfolgreichste Bewältigungsstrategie gegen jede Isolierung und Kälte. Geborgenheit erleben ist die komfortabelste Form des Lebensvollzugs, im Subhumanbereich und auch beim Menschen. Es lohnt sich, Geborgenheit zu erarbeiten und zu finden, den Leiden erzeugenden Einflüssen von innen und von außen zu trotzen und somit ein förderliches, zufriedenes Leben zu führen. Damit ist Kontaktkomfort nach innen und außen nicht nur im Subhumanbereich sondern vor allem beim Menschen eine wesentliche Verhaltenskomponente seiner Geborgenheit. Zu diesem Komfort tragen auch alle Entspannungstechniken bei.

12.3   Geborgenheit durch Entspannungstechniken

In der heutigen Zeit ist die Übung und praktische Anwendung von Entspannungstechniken wesentlich dafür, das eigene psychische und körperliche Wohlbefinden zu stabilisieren.

Stress

Stress ist eine gefährliche Zeitbombe gegen das eigene Leben. Häufig setzen wir uns selbst unter Stress, jener gesundheitsschädlichen Anspannung, weil wir meinen, bestimmten Anforderungen in bestimmter Zeit genügen zu müssen. Ebenso lassen wir uns von außen unter Stress setzen, immer mit der Angst im Hintergrund, ansonsten unsere existentielle Sicherheit, z. B. den Arbeitsplatz, verlieren zu können. In jedem Fall beinhaltet Stress die große Gefahr erheblicher Gesundheitsschädigung. Leider ist es so, dass es oft nicht gelingt, sich wirksamem Stress erfolgreich zu entziehen oder zu widersetzen und so einem beklemmenden Ungeborgenheitsgefühl zu entkommen.

Mobbing: ein Verbrechen

Aber auch andere gesundheitsschädigende Einflüsse machen sich in zahlreichen gesellschaftlichen Organisationen breit, wie z. B. das Mobbing, die organisierte Hetzjagd zur psychischen Vernichtung eines erfolgreichen Kollegen, Mitarbeiters, Mitschülers, Kommilitonen usw. In den meisten Fällen gelingt es der betroffenen Person über geraume Zeit nicht, solchen Aggressionen auszuweichen. Mobbing ist eine Form des Verbrechens, die nicht ganz leicht nachweisbar ist. Allerdings sind die Gesetze gegen diese Form der Kriminalität in Deutschland – zumindest noch – lasch und nicht effizient, während in skandinavischen und US-amerikanischen Staaten Mobbing ein Straftatbestand ist. Umso mehr müssen die Opfer des Mobbings bei uns Wege finden, seine Auswirkungen zu lindern und sich von der mit Mobbing einhergehenden Ungeborgenheit irgendwie zu befreien. Hier sind verlässliche Entspannungstechniken hilfreich.

Entspannungstechniken gibt es inzwischen vielfach. Wir beschränken uns in der knappen Darstellung auf diejenigen, deren erfolgreiche Wirkung seit langem nachgewiesen ist. Das sind die bereits erwähnten Verfahren. Zwar existieren weitere Techniken, allerdings können sie nicht alle im Einzelnen behandelt werden.

Autogenes Training ist eine Technik der Selbstbeeinflussung (Autosuggestion) mit dem Ziel, eine umfassende Entspannung und Gelassenheit zu erreichen. Man wendet bestimmte sprachliche Formulierungen bezüglich der Schwere, Wärme und Kühle eigener Körperregionen an, die mit einer grundsätzlichen inneren Ruhe zu verbinden sind. Am besten erlernt man das autogene Training in einem professionellen Kurs, damit die Selbstanwendung von vornherein richtig erfolgt und optimal wirkt. Das Wirkungsspektrum erfasst den Abbau von Stressbelastungen, Schmerzen, Verspannungen, Schlafstörungen, die Blutdruckregulation bis hin zur psychischen Entlastung beim Erleben von Ungeborgenheit. Das autogene Training ist außergewöhnlich effektiv, ökonomisch und praktisch. Einmal richtig und gründlich erlernt und regelmäßig übend praktiziert, kann man es jederzeit und überall in allen erdenklichen Lebenslagen zur Selbstentspannung und eigenen Beruhigung erfolgreich anwenden. – Das autogene Training wurde von Johannes Heinrich Schultz, einem deutschen Psychiater, begründet und erstmals 1905 von ihm als Selbstbehandlungsmethode weitergegeben. Inzwischen konnte es sich wegen seiner Effizienz weltweit etablieren. Das autogene Training ist eine zuverlässige Methode zur Selbstregulation des seelisch-körperlichen Wohlbefindens. Es ist eine Entspannungstechnik, die das Geborgenheitserleben durch die eigene Aktivität wirkungsvoll stimuliert.

Progressives Muskelentspannungstraining nach dem amerikanischen Arzt Edmund Jacobson beruht auf einer nacheinander bewusst selbst durchgeführten kurzen intensiven Anspannung bestimmter Muskelpartien (wie z. B. Füße, Beine, Hände, Arme, Schulter, Nacken/Hals und Gesicht), der sogleich eine tiefgehende Entspannungsphase folgt (Jacobson 2006). Das ist das Grundprinzip. Das Wirkungsspektrum ist dem des autogenen Trainings sehr ähnlich: Unruhe, Angst, nervöse Anspannung, Ein- und Durchschlafstörungen und vor allem Stress können durch Selbstanspannung, gefolgt von Selbstentspannung ganz bestimmter Muskelpartien sehr wirkungsvoll behandelt werden. Obwohl das Durchführungsprogramm des progressiven Muskelentspannungstrainings vergleichsweise einfach erscheint, empfiehlt es sich, die Methode von Grund auf in einem professionellen Kurs zu erlernen, um sie dann fehlerfrei möglichst täglich bei sich selbst anzuwenden. Es handelt sich nämlich ebenfalls um ein ganzheitliches Verfahren der Selbstbehandlung, bei dessen Durchführung Körper, Geist und Seele zusammenhängend und einheitlich beeinflusst werden. Der Haupteffekt dieser Form der Selbstbehandlung besteht in einer bewussten förderlichen Beeinflussung des körperlich-seelischen Gesamtsystems im Sinne einer grundlegenden Entspannung, die das gesamte Wohlbefinden steigert. Man ist der eigene

Autosuggestion

Muskelentspannung

Qi Gong

Taiji

Feldenkrais: dynamisches
Umlernen

Akteur eines verbesserten Geborgenheitserlebens in sich selbst – bei regelmäßiger, kontinuierlicher, am besten täglicher Durchführung.

Qi Gong hat in erster Linie mit dem Fluss der Lebensenergie zu tun. Dabei wird die Selbstheilung durch eine bewusste Regulation des Atems und der körperlichen Vorgänge durch langsame koordinierte Bewegungsabläufe erreicht. Das Qi, der lebensförderliche Energiefluss, wird nicht sich selbst überlassen, sondern durch kontrollierte Atmung zielbezogen in verschiedene Körperzonen gelenkt. Seit Jahrtausenden ist das Wirkungsspektrum dieser Selbstheilungsmethode der chinesischen Medizin nachgewiesen. Die bewegungskoordinierte Aufmerksamkeit ist auf die gezielte Übung des Atems und die achtsame Regulation der Bewusstseinsvorgänge gerichtet. Somit befinden sich die Übungen zur Selbstbehandlung durch Qi Gong unverkennbar in der Nähe von Yoga und Meditation. Sie wirken beruhigend, blutdruckregulierend und vorbeugend gegen Schlafstörungen. Auch hier gilt: Qi Gong sollte nur unter professioneller Anleitung in einem Kurs erlernt werden.

Taiji ist schon eine mit diversen Bewegungsabläufen verbundene Meditationstechnik, wobei der Fluss des Qi durch eine festgelegte Bewegungsfolge gesteuert wird. Die Selbstheilung wird bei dieser Entspannungstechnik durch Förderung der Gelassenheit, Aufmerksamkeit und Konzentration sowie eine explizite Stärkung des Selbstbewusstseins erreicht. Mit Taiji wird der gesamte Bewegungsapparat des Organismus in sanfter Weise durchtrainiert, somit auch altersbedingten Verschleißerscheinungen vorgebeugt, zumindest werden ihre beeinträchtigenden oft schmerzhaften Auswirkungen relativiert. Interessanterweise ist dieses Selbstbehandlungsverfahren auch bezüglich der Aufrechterhaltung der Knochendichte bei Altersabbauvorgängen in diesem Bereich (Osteoporose) präventiv wirksam. Nur unter professioneller Anleitung sollte man Taiji erlernen und dann regelmäßig zur Förderung des eigenen Wohlbefindens anwenden.

Feldenkrais (1977, 2013, 2014), ein jüdischer Judomeister, konnte eine eigene Knieverletzung selbst heilen, indem er seine gewohnten Bewegungsabläufe erforschte und sie bewusst veränderte. Er fand heraus, dass sowohl Bewegungsmuster als auch Körperhaltung die innere Lebenshaltung (Einstellung) abbilden. Nur durch gründliches Studium gewohnter falscher Bewegungsabläufe kann man diese erkennen und korrigieren. Durch Erkenntnis, Einsicht, Korrigieren sowie durch Umlernen und solides präzises Training neuer Bewegungskoordinationen lassen sich festgesetzte Fehlhaltungen, die Muskelspannungen und Schmerzen hervorrufen, korrigieren. Wer dieses Umlernprogramm konsequent durchführt, kann durch Angst und Stress bedingte Verspannungen abbauen, Schmerz lindern, seine gesamte körperliche sowie seelisch-geistige Beweglichkeit und somit seine Denk- und Handlungsflexibilität verbessern. Das Feldenkrais-Programm verlangt aber, was Menschen zumeist besonders schwerfällt: Selbsteinsicht in eingeschliffene Verhaltensmuster, die sich nachteilig schmerzhaft auswirken, zu erreichen und dann korrigierend umzulernen, sodass eine dynamische Beweglichkeit in allem resultiert. Das Feldenkrais-Programm kann meines Erachtens nur bei hierin ausgebildeten Fachleuten in entsprechenden Kursen erlernt werden.

Yoga ist die älteste und zugleich wichtigste Meditationstechnik, bei der die körperlichen und geistigen Kräfte durch spezielle Übungen gezielt gefördert werden (Feuerstein 2010). Yoga ist in seiner Vielseitigkeit einheitlich und ganzheitlich zugleich. Körper, Seele und Geist werden durch bestimmte Yoga-Stellungen und -Übungen zu einem harmonischen Ganzen integriert. Ein höheres Bewusstsein wird nach und nach erreicht. Körperliche Dehnungsübungen regulieren beim Yoga die physische Balance. Wie in allen Formen der Meditation stehen bewusst erlebte, zunächst gesteuerte, dann automatisierte Atemübungen im Mittelpunkt der yogischen Praxis. Die bewusste Atmung hilft zur Lösung von Verspannungen und trägt insgesamt zur Entspannung bei, indem sie mit verschiedenen Übungen koordiniert wird. Diese Übungen sollen den Organismus nur bis unterhalb jeder Schmerzgrenze beanspruchen. Die Atemübungen im Yoga haben an und für sich schon eine heilsame Funktion. Denn durch Anspannung, Stress, körperliche Fehlhaltungen, z. B. falsche Bewegungsgewohnheiten beim Sitzen, Stehen, Liegen und Gehen wird häufig die Atmung hastig, flach, unregelmäßig, was wiederum beeinträchtigende Auswirkungen auf das Herz-Kreislauf-System und die Blutdruckregulation hat. Hier sind die regelmäßig durchgeführten Atemübungen wie ein Heilungsweg wirksam. Denn sie führen zum Abbau von Stress, Rastlosigkeit und Unruhe.

Ein Herzstück des Yoga bilden die tiefen Entspannungsphasen zumeist gegen Ende einer Yoga-Sitzung (-Liegung). Dadurch kann die innere Ruhe und Gelassenheit zurückgewonnen werden, eine zuvor nicht mehr dagewesene innere Entspannung zurückkehren. Entspannungsübungen im Yoga sind auch deshalb außergewöhnlich bedeutsam, weil sie längerfristig die Anfälligkeit für Krankheiten senken, indem sie das Immunsystem stärken. – Nebenbei bemerkt werden zahlreiche Standardübungen des Yoga auch in der physiotherapeutischen Praxis der Gegenwart heilsam angewendet. Allerdings ist die verbreitete Auffassung, Yoga sei eine erfolgsversprechende Durchführung gymnastischer Übungen, schlichtweg falsch. »Yoga, gepaart mit Achtsamkeit, *ist* Meditation. Das Sanskritwort *Yoga* bedeutet … die Vereinigung von Körper und Geist … Im weiteren Sinn ist darunter aber auch die Erfahrung des Einsseins … des einzelnen mit dem Universum zu verstehen … Darüber hinaus …: die Erkenntnis und Erfahrung von Einheit durch fortgesetztes, diszipliniertes Anwenden bestimmter Techniken« (Kabat-Zinn 2011, S. 99 und 104).

Jedermann kann für sich selbst entscheiden, welche der angeführten Techniken zur eigenen Lebensgestaltung am ehesten passt und sie ausprobieren. Alle haben gemeinsam, dass man sie regelmäßig anwenden soll, um heilsame Wirkungen bei sich selbst zu erzielen. Was für alle Entspannungstechniken gilt, das gilt auch für eine besondere

Yoga

Yoga = Meditation

Form von Schwingungen, wie sie in jeder Art von Musik umgesetzt wird.

Geborgenheit durch Musik

Musik machen und Musik hören kann im Zusammenhang mit der Umsetzung persönlicher musikalischer Vorlieben zu tiefen Geborgenheitsgefühlen führen. Musik machen und Musik hören beinhaltet unterschiedliche Aktivitätsformen der auditiven und motorischen Verarbeitung von Schall. Die menschliche Persönlichkeitsentwicklung geht einher mit der Entwicklung einer persönlichen Audiobiographie, die das Hörerleben und Hörverhalten bei jedem Individuum in besonderer Weise stimuliert und aktiviert (vgl. Waid 2015, 2016). Die Musik in ihrer jeweiligen Art ist besonders geeignet, Geborgenheitserleben zeitgleich mit dem Hören hervorzubringen. Das ist ein Phänomen, das bei den übrigen Entspannungstechniken so nicht gegeben ist. Zeitgleichheit ist auditiver Kontaktkomfort, der nur über diese besondere Form des Erlebens direkt erreicht werden kann. Von Musik kann man direkt spontan affiziert, das heißt persönlich betroffen sein, und sie zugleich tief emotional erleben. Damit geht sie als Medium der Stimulation des Geborgenheitsgefühls in punkto Zeit über alle anderen Beeinflussungstechniken hinaus. Musik kann glücklich machen. Was für die Musik zur Stimulierung des Glücks zutrifft, das gilt für die Meditation zum Abbau jeglicher Form von Stress und Angespanntheit. Sie ist geeignet, den Aufbau der Geborgenheit bei sich selbst direkt zu beeinflussen. Dasselbe gilt für das Erleben von besonderen Naturökosystemen und einiger spezifischer Landschaften.

Naturökosysteme / Landschaften / Paradiese

Entspannung, Gelassenheit und Kraft kann der Mensch auch in der Natur finden, vorausgesetzt, er lebt in ihr, oder er sucht sie auf. Idealtypisch für alle Natur sind einige Ökosysteme der Erde (vgl. Knaup 2009, ▶ Verzeichnis der Medienbeiträge; Mogel 1984, 1990b), die Faszination und Energie geradezu ausstrahlen: das *Meer* mit seinem beruhigenden Gleichklang der Wellen, seiner tosend rhythmischen Aktivität und seiner lebensförderlichen Stimulation des Atems fördert das Gefühl, mit uns selbst und unserer Welt eins zu sein. Die *Wüste* mit ihrer kargen Gleichförmigkeit und schier endlosen Ausdehnung wirft uns auf uns selbst zurück und stimuliert den Geist dazu, den Sinn des Daseins in der Welt zu thematisieren. Nichts ist da, was hiervon ablenken könnte. Die *Berge* berühren auf ganz eigene Weise unser Geborgenheitsgefühl. Sie wirken auf uns, als würden sie den Himmel mit der Erde verbinden, sie sind so etwas, wie die in Stein gegossene Energie des Universums, zuweilen erdrückend, zugleich aber auch Sicherheit und Schutz vermittelnd. Es genügt schon, sie von unten anzuschauen, aber auf den Gipfeln dieser Monumente werden wir mit totaler Ruhe und der Ewigkeit von Raum und Zeit konfrontiert. Die *Tropen* sind ein besonders aufregendes Naturphänomen, weil alles auf engstem Raum geschieht. Licht und Schatten, grelle und intensive Farben, eine Vielfalt von Pflanzen und Tieren, Hitze und hohe Luftfeuchtigkeit: keine andere Landschaft bringt so üppiges Wachstum und pralles Leben mit sich wie der Dschungel, ein

Paradies für aktive Menschen. Die Schönheit verschiedener Blattformen und Grünschattierungen wird noch durch besondere Gerüche ergänzt, die die Sinne schärfen.

Kein Wunder, dass die Begründer der bekanntesten Weltreligionen von den angeführten Naturphänomenen inspiriert wurden. Sie lebten hier und entwickelten durch den Einfluss dieser Ökosysteme ihre spirituellen Grundgedanken. Beispielsweise lebte Buddha in den Tropen und Savannen (vgl. Päli-Predigten), Jesus auf Bergen (vgl. Bergpredigt), in Tälern und an Gewässern, Mohammed als Karawanenführer in der Wüste.

12.4 Geborgenheit in der Meditation

Meditation ist in der Spiritualität und dem Grundbedürfnis des Menschen, seine innere Einheit zu finden, verankert. Alle Weltreligionen enthalten Wege der Meditation, wobei es in der Vielfalt von Meditationspraktiken einen gemeinsamen Nenner gibt: bewusste Aufmerksamkeit, Atmung, Achtsamkeit.

Im Mittelpunkt der Meditation stehen die Beruhigung des Geistes, Entspannung und vor allem eine Erweiterung des Bewusstseins. Meditation ist so etwas wie ein Weg zur Selbstheilung durch – von allen Bewertungen freie – aufmerksame Selbstbeobachtung. Oder mit den Worten eines seit langem erfolgreichen Meditationslehrers: »die Meditation ist … das Mittel, mit dessen Hilfe man das rechte, innere Maß des Seins direkt erkennt und versteht, und zwar durch die Methode achtsamer, unvoreingenommener Selbst-Beobachtung« (Kabat-Zinn., S. 150).

Selbstheilung

Der Gedanke der Heilung, der Überwindung allen Leidens, prägt von Anfang an die Meditationspraxis des Buddhismus. In ihm wurden die verschiedenen Formen der meditativen Versenkung entwickelt und praktiziert, unterschiedliche Körperhaltungen in die Meditationstechniken eingeführt, das adäquate Atmen gelehrt und schließlich der Weg bewusster achtsamer Aufmerksamkeit aufgezeigt. Buddhismus und Meditation sind vor diesem Hintergrund eins. Buddha hat auf dem Weg der Meditation die Erleuchtung erreicht, durch sie ist er »erwacht« (Buddha = der vollkommen Erwachte).

Überwindung des Leidens

Was hat Meditation heute mit Geborgenheit zu tun? Regelmäßiges, tägliches Meditieren macht innerlich ruhig und führt dauerhaft zu einer tiefen Gelassenheit. Erfolgreich meditierende Menschen sind nicht so leicht aus der Ruhe zu bringen. Sie haben durch konstante Vertiefung in die emotional neutrale, aber achtsame, aufmerksame und konzentrierte Beobachtung ihres psychischen Geschehens gelernt und erfahren, was es bedeutet, alle Ereignisse und Erfahrungen in einer positiv distanzierten Weise zu betrachten – ohne zu bewerten, zu beurteilen oder gar zu verurteilen. Erfolgreich Meditierende erreichen ein sicheres Wissen darüber, dass in der Selbstveränderung der heilsame Schlüssel zur Geborgenheit liegt. Das ist der langfristig

Selbstveränderung

geborgenheitswirksame Aspekt der Meditation – nahezu unabhängig von den jeweils praktizierten Meditationstechniken, die man in diversen Kursen erarbeiten kann. Meditation ist hervorragend zur Überwindung destruktiver Denkmuster geeignet (vgl. Müller 2013).

Neuroplastizität

Katharina Müller zeigt auch die aktuelle Entwicklung der Wirksamkeit von Meditation aus neurobiologischer Perspektive auf. Was in der buddhistischen Weltreligion seit nun weit über 2000 Jahren tradiert ist, belegt diese Autorin für die Meditation in Bezug auf die Neuroplastizität beim Menschen. Darunter versteht man die Fähigkeit des menschlichen Geistes zur Selbsttransformation, wie sie inzwischen durch magnetresonanztomographische empirisch-experimentelle Studien auf psychophysiologischer und auch psychosomatischer Ebene nachgewiesen ist (vgl. Ott 2010, Kabat-Zinn 2011, Sonntag 2016). Insbesondere bei buddhistischen Mönchen, die jahrzehntelang täglich meditiert haben, konnte durch Magnetresonanztomographie eine Vergrößerung der Gehirnareale mit grauer Substanz nachgewiesen werden (vgl. auch Hilbrecht 2013). Dies bedeutet faktisch, dass sie zu einer höheren Flexibilität ihres Denkens und zur Erweiterung ihrer Denkstrukturen im Vergleich zu Nicht-Meditierenden in der Lage sind. Die Meditation erweist sich auch als ein heilsamer Königsweg zur Überwindung von beeinträchtigenden Denkvorgängen. Dasselbe gilt für die Bewältigung aller Formen von Stress (vgl. Sonntag 2016), immer vorausgesetzt, die Meditation wird regelmäßig durchgeführt. Das kostet täglich auch eine gewisse Überwindung.

Neutralisierung von Gedanken

Eine innere Selbstüberwindung steht immer am Anfang, wenn man etwas tut, das die eigene Energie beansprucht und mit Selbstveränderung zu tun hat. Das gilt für alle Selbstheilungsverfahren, insbesondere für die tägliche Durchführung. Die Meditation stellt darüber hinaus zusätzliche Anforderungen. Die vielleicht schwierigste besteht darin, Bewertungen, Ziele und sonstige Verbindlichkeiten einfach loszulassen, das heißt zum Beispiel, die während des Meditierens automatisch eindringenden Gedanken zwar zu beobachten, aber eben nicht zu gewichten. Das ist etwas, was wir Menschen vor der Meditation nie gelernt haben. Ganz im Gegenteil. Der Mensch ist eine Urteils- und Bewertungsmaschine, die in Automatismen verläuft und festgefahrenen Einstellungen folgt. Genau diese aber gilt es zu verändern, wenn man sein Bewusstsein erweitern und die Lebensvorgänge mit innerem Abstand erleben möchte. Das gelingt mit konsequenter regelmäßiger Meditation.

Heilsamkeit der Meditation

Meditation verfolgt zwar keine konkreten Ziele. Aber wenn sie erfolgreich ist, hat das mit der Veränderung der eigenen Emotionen, Bewertungen und inneren Einstellungen zur Lebenswirklichkeit zu tun. Nur dann ist es möglich, durch das Meditieren die Geborgenheit im Leben zu fördern und sogar zu erreichen. Das ist die wirklich heilsame Seite der Meditation. Sie führt zur Überwindung festgefahrener Schemata der Wirklichkeitsverarbeitung. Diese Überwindung geschieht durch die regelmäßige Meditationspraxis und ist, genau genommen, mit einer Veränderung der eigenen Persönlichkeit

verbunden. »Wirkliche Heilung umfasst stets auch eine Transformation (= Veränderung, Anm. H.M.) der inneren Einstellungen und Gefühle« (Kabat-Zinn 2011, S. 154).

Grundvoraussetzungen, das zu erreichen, bestehen darin, überhaupt einmal festzustellen, dass man beurteilt und ständig dazu neigt,
wieder zu beurteilen. Und selbst diese komische menschliche Eigen-
schaft sollte man in der Meditation nicht beurteilen. Man sollte sich
vielmehr geduldig darin üben, dass es ist, wie es ist und dass außerdem Zeit vergeht, bis man lernt, in allem neutral sowie selbstlos zu
sein. Erst dann ist man schließlich offen für unvoreingenommenes
Erleben. Die eigenen Erfahrungen bekommen erst ab da die Chance,
neue zu sein. Dazu gehört, sich und seinen Empfindungen vorbehaltlos zu vertrauen, was heißt, man selbst zu sein so wie man ist. Das gilt
auch für das ständige Verfolgen selbst hochstehender Ziele. Man sollte sie loslassen. Man sollte die Dinge einfach so akzeptieren, wie sie
sind. Meditation ist also nichts für Besserwisser und Weltverbesserer.
Im Gegenteil, man akzeptiert jede Erfahrung so wie sie ist. Und man
hält an gar nichts fest, sondern lässt alles los, auch das eigene Selbst
(= Selbstlosigkeit).

Nicht umsonst ist alles Meditieren eingebettet in einen dyna-
misch-rhythmischen Regulationsmechanismus, der uns am Leben
hält: die Atmung; sie ist der innere »Staubsauger« für verbrauchte
Energie und zugleich wichtigster Energielieferant: Sie hält das Herz
und damit den Organismus am Leben. Aus diesem Grund ist die
Atmung und die aufmerksam kontrollierte sowie zugleich beobach-
tete Atmungsweise *die* Grundlage einer jeden Meditation. Genauge-
nommen geht es einfach um die bewusste Beobachtung der eigenen
Atemvorgänge. Wirkliche Achtsamkeit als Bestandteil einer jeden
Meditationspraxis funktioniert nur in Zusammenhang mit einer sehr
aufmerksamen Beobachtung des Atems.

Dass all das anfänglich nicht einfach ist, versteht sich von selbst.
Jeder buddhistische Mönch weiß das (vgl. Dalai Lama 2001). Die allermeisten Menschen, die auf dem Weg der Meditation ihren See-
lenfrieden, ihre hochgradig bewusste Realitätseinschätzung und
-verarbeitung suchen und finden, haben gerade mit der gleichmäßig
dynamischen Atmung am Anfang ihre Schwierigkeiten. Ein Beispiel
hierfür: Der älteste Monarch aller Zeiten, König Bhumibol Adulyadej
von Thailand, hatte während seiner Zeit als buddhistischer Mönch
während gerade einmal 15 Tagen als junger König immense Schwierigkeiten mit der Meditation, insbesondere mit dem Atem. Es ist ver-
bürgt, dass er seine meditative Geborgenheit über die Atmung nur
durch Zählen mit den Zahlen 1, 2 und 3 beim Ein- und Ausatmen
erreichte – ich finde, dies kann jede Person trösten, die die Schwierigkeiten auf sich nimmt, durch Meditation heilsam in die Geborgenheit
zu gelangen. Diese Schwierigkeiten liegen allein in uns selbst; wir
brauchen die Bereitschaft, zu erarbeiten, wie wir zu gelassenen, be-
wertungsfreien Umgangsformen mit uns selbst und unserer Welt gelangen. Ein weiterer unverzichtbarer Schritt besteht darin, Meditation

Loslassen

Atmung

Meditation der Mönche

konsequent täglich für wenigstens 10–15 Minuten zu üben. Wunder dürfen wir von der Meditation nicht erwarten. Aber es gleicht einem Wunder, wenn es uns durch regelmäßige Meditation gelingt, uns selbstbewusster, ruhiger, besonnener und offener für alle Lebenssituationen zu machen. Die Zentrale der Meditation ist der Atem. Eine aufmerksame und bewusste Beachtung des Atems ermöglicht eine Tiefenentspannung des eigenen Körpers, wie sie durch keine andere Lebensfunktion erreicht werden kann. Insbesondere die Bauchatmung (Zwerchfell) ist das dynamisch-rhythmische Kraftzentrum, das den Atem selbst, die übrigen Körperfunktionen und die innere Ausgewogenheit (Balance) stabilisiert.

Durch regelmäßiges Meditieren versetzt man sich in die Lage, den Atem geistig bewusst in die verschiedenen Körperregionen zu lenken, sodass er seine ganze Kraft entfalten kann. Dies führt zu einer Beruhigung, Entspannung und harmonischen Stabilisierung von Körper, Seele und Geist. All das zeigt, dass die Atmung sowohl ein notwendiger Garant für die Lebensvorgänge selbst als auch das Fundament einer jeden Meditation ist.

In der Meditation geht es einfach nur darum, bewusst gegenwärtig zu sein, das heißt, es geht um das Dasein als solches. Und dieses wird vom bewussten Atmen getragen. Selbstverständlich machen sich während einer Meditation alle möglichen Störenfriede bemerkbar: der Geist mit seinen Gedanken, die Bewertungen, der Tatendrang usw. Man sollte sie nicht unterdrücken, sondern zur Kenntnis nehmen und sie sogleich loslassen. Das gelingt durch die immer gleiche Übung, die darin besteht, sich bewusst auf den Atem zu konzentrieren und ihn aufmerksam zu begleiten, Atemzug für Atemzug.

Natürlich gehören auch die Gedanken zu unserer Wirklichkeit. Sie können aber zu unerträglichen Plagegeistern werden, wenn wir uns von ihren Inhalten überwältigen lassen (vgl. ▶ Kap. 8, besonders ▶ Kap. 8.2). Dann nämlich erzeugen sie Ungeborgenheit, indem sie uns nicht loslassen, sondern »im Griff« haben.

Die Meditation ist die beste und wirksamste Prävention gegen solche pathologischen Fehlentwicklungen. Indem wir während der Meditation aufmerksam, konzentriert und bewusst im Atem zu Hause sind, gelingt es uns mit stetiger Meditationspraxis besser, den Gedanken ihren aufsässigen Stellenwert zu nehmen, indem wir sie zwar beobachten, aber zugleich auch neutralisiert von dannen ziehen lassen. Die Kraft eines erweiterten Bewusstseins durch Meditation ist fundiert in der ständig aufmerksam einbezogenen Atmung. Sie verschafft uns die innere Ruhe und Gelassenheit, die Gedanken das sein zu lassen, was sie sind, nämlich nur Gedanken – nichts mehr.

Gelassenheit

Auch die Veda- (= Wissens-) Traditionen der Yoga-Meditationen, wie z. B. die transzendentale Meditation, können für sich beanspruchen, zu innerer Ruhe, dauerhafter Entspannung, Gelassenheit und Gleichmut zu führen. Damit führen die indischen Yoga-Traditionen der Meditation ebenfalls zu einem sicheren Wohlbefinden und zu einer Stärkung des Geborgenheitserlebens. Vielfach wird seit längerem die meditative Praxis von ruhiger und entspannender Musik sozusagen untermalt. Dies kann ein Vorteil sein, es ist aber nicht zwingend, Musik begleitend zur Meditation zu hören.

Die Wirksamkeit einer jeden Meditationspraxis ist an zumindest zwei Voraussetzungen gebunden. Erstens: Jede Meditationstechnik sollte von einem Meister (Yogi, Guru) in einem speziellen, autorisierten, professionellen Kurs unter kontrollierten Bedingungen (Supervision) erlernt werden. Zweitens: Jede Meditationsform führt nur dann zur Tiefenentspannung, Bewusstseinserweiterung und Steigerung des gesamten Wohlbefindens im Sinne des Geborgenheitserlebens, wenn sie regelmäßig durchgeführt wird. Sie sollte ein integrativer Aspekt der eigenen Gegenwartsgestaltung sein.

12.5 Geborgenheit durch Gestaltung der Gegenwart

Die Gegenwart ist eigentlich nur ein Schnittpunkt der Zeit, in dem die Vergangenheit und die Zukunft aufeinandertreffen. Die Gegenwart kann für uns Menschen sinnvoll erlebt und gestaltet werden, indem wir sie zeitlich mit dem Raum verbinden. Dann wird sie zu einem Zeitraum, der eine gewisse Dauerhaftigkeit aufweist (vgl. ▶ Kap. 13.3). Damit ist die Gegenwart der Zeitraum, in dem wir unsere Beziehungen zu anderen, zur Umwelt und zu uns selbst gestalten. Wie wir das tun, hängt von unseren Lebensverhältnissen (Mogel 1984, 1990b), vor allem aber von uns selbst ab. Dabei ist unsere Einstellung zum Leben entscheidend.

Die Gegenwart können wir nicht überspringen oder »auslassen«, sondern in ihr leben und erleben, sie erfahren und sie selbst gestalten. Die Gegenwart ist erlebte und gelebte Zeitlosigkeit. Nichts kann ihre Gestaltung stören. Geborgenheit ist im Leben das wichtigste Grundgefühl, das wir in der Gestaltung der Gegenwart sowohl finden als auch umsetzen können. Wer sich geborgen fühlt oder gar geborgen ist, kann die Gegenwart spielend gestalten (vgl. Brigitte 14/2009, ▶ Verzeichnis der Medienbeiträge). Wer ungeborgen ist, kann keine Geborgenheit in der Gegenwart gestalten, es sei denn, er verändert seine eigene Sichtweise. Das ist schwierig, aber es geht, indem man nämlich erstens versucht, die Gegenwart positiv zu erleben und sich beständig hierauf konzentriert, zweitens damit aufhört, sich an negative Erlebnisse aus der Vergangenheit zu klammern, was bedeutet, sie endgültig loszulassen, und drittens sich an positiven Vorstellungen für die Zukunft orientiert.

Die eine oder andere der in ▶ Abschn. 12.3 und ▶ Abschn. 12.4 behandelten Entspannungs- und Meditationstechniken kann bei dem ernsthaften Versuch der eigenen Einstellungsänderung eine verlässliche Unterstützung bieten. – Das ist ein umfassender Weg (vgl. ▶ Kap. 13.7), Geborgenheit zu finden, zu erleben und sie im gegenwärtigen Leben

Gegenwartsgestaltung

Innerer Halt

zu gestalten. Meines Erachtens ist es auch der wirksamste Weg, der aus der erlebten Ungeborgenheit herausführt und hilft, die Sehnsucht nach Geborgenheit im Hier und Jetzt zu stillen. Er führt durch selbstwirksame und selbst herbeigeführte Einstellungsveränderung direkt aus der Ungeborgenheit heraus. Und es geschieht das, »was uns in diesen Zeiten Halt gibt« (Brigitte 14/2009, ▶ Verzeichnis der Medienbeiträge): erlebte und gelebte Geborgenheit in der eigenen aktiven Gestaltung der Gegenwart. Man kann es auch als Geborgensein im Jetzt bezeichnen. Dieses selbstmotivierende Vorgehen, die eigene Geborgenheit im Erleben, Erfahren und Gestalten der Gegenwart »umzusetzen«, ist schon in der Ökopsychologie (Mogel 1984) enthalten. Oikos bedeutet griechisch das »Haus« und »bei sich zuhause sein«, inneren Halt finden, in sich selbst geborgen sein. Es ist tatsächlich nur eine Frage der inneren Einstellung und der Flexibilität, sich an besondere, immer wieder veränderte Umwelteinflüsse anzupassen. Voraussetzung ist, negative Einstellungen zu Personen und Dingen loszuwerden und sich positiv einzustellen.

Spielen

Ein wahrlicher Königsweg, das Geborgensein in der Gestaltung der Gegenwart zu erreichen, ist das Spielen. Das freie Spiel ermöglicht es uns, jederzeit in einer selbst erzeugten, real ungefährlichen Wirklichkeit zu versinken. Spielen erhöht die innere Ruhe und Gelassenheit. Damit ein Spiel zustande kommen kann, setzt das gegenwärtig erlebte Geborgenheit voraus. Das gilt im Subhumanbereich (der Tierwelt, vgl. Portmann 1940) ebenso wie im Humanbereich. Was bisher kaum bekannt, aber als Tatsache in der Spielforschung (vgl. Mogel 2008) belegt ist: Spielen erzeugt als Gestaltung der Gegenwart ein tiefes Geborgenheitserleben. Das ist für die frühe Kindheit bis ins hohe Alter des Menschen nachgewiesen (vgl. ebd.). Es gibt keine andere Erlebens- und Verhaltensform der Gegenwartsgestaltung, die das so effizient schafft wie das Spiel; im Übrigen jedes Spiel – vom einfachen Funktionsspiel, das das sehr junge Kind zu seiner eigenen Lust an der Selbstgestaltung immer wieder wiederholt, bis hin zu den komplexesten und anspruchsvollsten elektronischen Spielen am Computer und/oder am Handy, die inzwischen längst die gegenwärtige Wirklichkeitsgestaltung in allem eingeholt haben.

Gestaltung der Zeit

Weitere Formen der aktiven Geborgenheitsgestaltung in der Gegenwart finden sich in der Umsetzung individueller Vorlieben für bestimmte Gegenstände und Ereignisse, in der aktiven Zugehörigkeit zu kulturell-gesellschaftlichen Gemeinschaften wie Vereinen, Sportclubs, karitativen Organisationen usw. Die seelische Gesundheit kennt viele Formen der sinnvollen Gestaltung der Zeit in der Gegenwart. Sigmund Freud fand für die seelische Gesundheit eine prägnante und schlüssige Formel, die in der Quintessenz lautet: lieben und arbeiten. Dem ist eigentlich nichts hinzuzufügen, denn wenn beides funktioniert, ist es eine sehr substantielle Grundlage für ein Leben in der gegenwärtig gestalteten Geborgenheit, weil alles gegeben ist, was sie im Kern ausmacht: Sicherheit, Schutz, Wärme, Wohlbefinden,

Angenommensein, Nähe, Zuwendung, sinnvolles Dasein in einer geborgenen Gegenwart.

Allerdings muss man realistischerweise einräumen, dass die Fähigkeit zu lieben und zu arbeiten auch verloren gehen kann, wenn nämlich schwerwiegende Verlustereignisse das Erleben verändern und Ungeborgenheit erzeugen. Dies ist exakt beim Liebesverlust und dem damit einhergehenden Liebeskummer der Fall. Denn Liebesverlust bedeutet ein Verlieren positiver Lebensenergie, und Arbeitsverlust kann das Verlieren des hochrangigsten Geborgenheitsmerkmals bedeuten: der Sicherheit hinsichtlich der eigenen Existenzgrundlage. In beiden Hinsichten bleibt für eine Gestaltung der Geborgenheit in der Gegenwart wenig bis gar nichts übrig. Was resultiert, sind Kummer, Sorge, Existenzangst, eben Ungeborgenheit. – Und dennoch ist in solchen Lebenssituationen des Verlusts eine optimistische Lebenseinstellung hilfreich, denn sie geht einher mit Zuversicht und Selbstvertrauen darin, dass man die gegenwärtige Situation künftig selbst wieder verändern und geborgener gestalten kann.

Neben den bis hier aufgezeigten aktiven Gestaltungsformen der Geborgenheit in der Gegenwart, die weitgehend mit der Anpassung und Veränderung der eigenen Person und des Verhaltens zu tun haben, bewähren sich für eine geborgene Gegenwartsgestaltung auch gewohnte Verhaltensweisen: Alltagsrituale als die Wiederholung spezieller Abläufe, die angenehm erlebt werden, das Gemüt stimulieren, ohne langweilig zu sein. Es geht dabei besonders um solche Rituale, die einen beständigen wohltuenden Erlebniswert garantieren – wiederkehrende Geborgenheitserlebnisse. Sie geben uns eine enorme Sicherheit, weil sie durch die bisherigen Erfahrungen mit ihnen sich in jeder erneuten gegenwärtigen Situation verlässlich positiv auswirken. Sie geben Orientierungssicherheit im Alltag und steigern damit das Geborgenheitsgefühl in der Gegenwart (vgl. auch ▶ Kap. 13.5). Wir brauchen diese gewohnt positive Form der Sicherheit zur Unterstützung der Stabilität unseres Geborgenheitserlebens im Hier und Jetzt sowie als Basis für unsere Zukunftspläne.

Zu jeder Zeit bilden wir Menschen mit unserer Umwelt eine Einheit. Eine kalkulierbare Umwelt gibt uns die Sicherheit und Verlässlichkeit, uns an und in ihr zu orientieren. Auf der anderen Seite ist der Mensch der größte und massivste Einflussfaktor, was die Veränderung seiner Umwelt anbelangt. Das ist der kritische Punkt bei einer geborgenen Gegenwartsgestaltung. Die einzelne Person hat zumeist geringfügigen Einfluss auf die Gestaltung von Umweltverhältnissen im globalen Maßstab. Allerdings kann sie gegenwärtige Zeiträume für ihr Erleben und Verhalten (mit-) steuern. Sie kann auch ihre gegenwärtigen privaten Räume gestalten, insoweit sie diese geborgen erleben möchte. Das ist eine sehr individuelle Angelegenheit, die das private und intime Leben betrifft. Seine besondere Geborgenheitsatmosphäre kann der Mensch hierbei weitgehend selbst gestalten. Das ist zentral für das Geborgenheitserleben der Gegenwart im privaten

Verlustereignisse

Geborgenheit durch Rituale

Privater Raum

Bereich des Lebens. Der private Raum ist damit eine der persönlichsten Formen der Gestaltung von Geborgenheit in der Gegenwart. Dasselbe gilt für die Zeiträume, die man im privaten Raum verbringt.

Bewertungsfreiheit und Kontaktkomfort

Anders verhält es sich in den mehr öffentlichen Räumen, in denen die Geborgenheit durch Sozialkontakte geprägt wird. Hier kann man tatsächlich durch andere geborgen werden, vorausgesetzt, man stößt auf keine beeinträchtigenden Vorurteile und hat selbst keine gegenüber der jeweiligen Bezugsperson. Das bedeutet für die Gestaltung der Geborgenheit in der sozialen Gegenwart, dass sie bewertungsfrei und ohne jede Beurteilung zu erfolgen hat, wenn sie gelingen soll. Das Bewerten, Urteilen und Verurteilen sind faktisch die Hindernisse einer gegenwärtig erfolgreichen Geborgenheitsgestaltung im sozialen Kontakt. Dabei ist gerade der soziale Kontakt für ein Leben in Geborgenheit so grundlegend und unverzichtbar. Denn er fördert im positiven Sinne den erlebten Kontaktkomfort in der Kommunikation mit anderen Menschen. Absolut hilfreich für eine geborgene Gestaltung der Gegenwart im sozialen Miteinander erweisen sich Toleranz und Akzeptanz (vgl. auch ▸ Kap. 9.8). Sie sollte man jederzeit aufbauen und beibehalten. Damit hat unsere penetrante Neigung, alle und jeden zu bewerten, keine Chance, den Geborgenheitsaufbau im Sozialkontakt zu behindern und zu stören. Das respektvolle Miteinander behält dann die Oberhand im gegenwärtigen Sozialkontakt.

Erwartungsfreiheit und bedingungslose Liebe

Dasselbe gilt für unsere Erwartungen anderen gegenüber. Sind sie hoch und einseitig, ist die Ungeborgenheit in der sozialen Gegenwart schon vorprogrammiert. Erwartungen hängen mit dem Nehmen zusammen, nicht mit dem Geben. Das wird besonders deutlich in engen und vertrauten Sozialbeziehungen, z. B. in Partnerschaften. Zu hohe oder große Erwartungen sind hier die wirksamsten Liebeskiller. Denn die bedingungslose Liebe als höchste Form der Zwischenmenschlichkeit in einer geborgenen Gegenwart ist absolut erwartungsfrei. Sie kann nur auf der Basis des Gebens und ohne jedes Festhalten an irgendwelchen Erwartungen funktionieren. Wenn sie die partnerschaftliche Beziehung bestimmt, ergeben sich alle anderen Inhalte eines permanenten Geborgenheitserlebens von selbst. Die bedingungslose Liebe ist somit die beste Garantie für ein vollkommenes Geborgenheitserleben in der Gestaltung der Gegenwart. Sie basiert im Verhalten auf dem Geben in allem und dem Loslassen von allem, insbesondere von irgendwelchen Erwartungen gegenüber der anderen Person. Sie ist idealerweise zeitlos, ewig. Die Gegenwart ist nur ein Schnittpunkt der Zeit (t = time), nämlich der Vergangenheit und der Zukunft (siehe Abb. 12.1). Dieser Schnittpunkt ermöglicht dem Menschen die Gestaltung von Zeiträumen, was völlig unabhängig von objektiven Gegebenheiten möglich wird. In der Gegenwart hat das Individuum zur sinnvollen Selbstgestaltung seiner Zeit die Ewigkeit zur Verfügung (Zeitlosigkeit, vgl. auch Geborgenheit im Glauben, ▸ Kap. 10.4). Gegenwart ist objektiv gesehen Zeitlosigkeit (Ewigkeit).

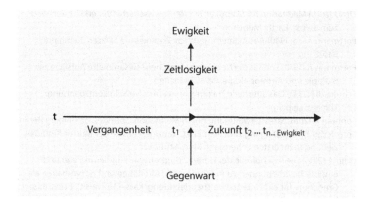

◼ Abb. 12.1 Die Gegenwart ist der Schnittpunkt von Vergangenheit und Zukunft. Das bedeutet die Zeitlosigkeit des Hier und Jetzt. Subjektiv ist Zeitlosigkeit mit dem Erleben der Ewigkeit gleichzusetzen (t = time)

Literatur

Bowlby J (1975) Bindung. Eine Analyse der Mutter-Kind-Beziehung. Kindler, München

Dalai Lama (2001) Die Essenz der Meditation. Praktische Erklärungen zum Herzstück buddhistischer Spiritualität. Ansata, München

Erikson EH (1957) Kindheit und Gesellschaft. Pan-Verlag, Zürich

Feldenkrais M (1977) Abenteuer im Dschungel des Gehirns. Der Fall Doris. Insel-Verlag, Frankfurt am Main

Feldenkrais M (2013) Verkörperte Weisheit. Gesammelte Schriften. Huber, Bern

Feldenkrais M (2014) Bewusstheit durch Bewegung. Der aufrechte Gang. Suhrkamp, Frankfurt am Main et al.

Feuerstein G (2010) Die Yoga-Tradition. Geschichte, Literatur, Philosophie und Praxis. Yoga Verlags-GmbH, Wiggensbach

Gibran K (2006) Der Prophet. Albatros, Düsseldorf

Grossmann KE u. Grossmann K (2011) Bindung und menschliche Entwicklung. John Bowlby, Mary Ainsworth und die Grundlagen der Bindungstheorie (3. Aufl). Klett-Cotta, Stuttgart

Harlow H (1961) The development of affectional patterns in infant monkeys. Determinants of infant behaviour. B. M. Foss, Methuen, London

Hilbrecht H (2013) Meditation und Gehirn. Schattauer, Stuttgart

Jacobson E (2006) Entspannung als Therapie. Progressive Relaxation in Theorie und Praxis. Pfeiffer, München

Kabat-Zinn J (2011) Gesund durch Meditation. Das große Buch der Selbstheilung. Knaur, München

Langen D, Mann K (2005) Autogenes Training. Ruhe und Kraft für den Alltag. Gräfe & Unzer, München

Mogel H (1984) Ökopsychologie. Eine Einführung. Kohlhammer, Stuttgart

Mogel H (1990b) Umwelt und Persönlichkeit. Bausteine einer psychologischen Umwelttheorie. Hogrefe, Göttingen

Mogel H (2008) Psychologie des Kinderspiels. Von den frühesten Spielen bis zum Computerspiel. Springer, Heidelberg

Müller K (2013) Überwindung destruktiver Denkmuster durch Meditation. Buddhistische Lehre und neurobiologische Erkenntnisse. Zulassungsarbeit, Universität Passau

Ott U (2010) Meditation für Skeptiker. Ein Neurowissenschaftler erklärt den Weg zum Selbst. Barth, München

Portmann A (ca. 1940) Aus meinem Tierbuch. Zoologische Skizzen. Reinhardt, Basel

Portmann A (1970) Entläßt die Natur den Menschen? Gesammelte Aufsätze zur Biologie und Anthropologie. Piper, München

Schultz, JH (1932) Das autogene Training. Konzentrative Selbstentspannung. Thieme, Leipzig

Sonntag A (2016) Stressbewältigung durch Meditation. Springer, Heidelberg Berlin

Spitz R (1972) Vom Säugling zum Kleinkind. Naturgeschichte der Mutter-Kind-Beziehungen im ersten Lebensjahr. Klett, Stuttgart

Waid A (2015) Die Psychologie der Hörens. Theoretische Fundierung von und empirische Erhebungen zu Autobiografie, Hörerleben und Hörverhalten als Grundlage für eine integrative Theoriebildung. Kassel University Press, Kassel

Waid A (2016) Audiobiografie und Hörerleben. Springer, Heidelberg Berlin

Prinzipielle Wege zur Geborgenheit

Hans Mogel

H. Mogel, *Geborgenheit: Quelle der Stärke*,
DOI 10.1007/978-3-662-47478-5_13, © Springer-Verlag Berlin Heidelberg 2016

Die Bedeutung von Wegen zur Geborgenheit ist inzwischen anerkannt. Wir haben solche Wege vor langem (Mogel 1995) beschrieben. Sie haben mit uns selbst und mit anderen Personen zu tun, mit Individualität und Gemeinsamkeit, mit sozialen Beziehungen, mit der Umwelt, mit Heimat, Ritualen, Zeit und Raum, mit der eigenen Lebenseinstellung und den gesamten Lebensverhältnissen, mit bestimmten Situationen und Ereignissen, mit dem Glauben und vielem mehr.

Auch die Sehnsucht nach Geborgenheit lässt sich stillen, wenn man aktiv Geborgenheit sucht, sie finden möchte und sich selbst wirklich am Geborgenheitserleben orientiert. Im Prinzip ist ein Leben in Geborgenheit möglich, wenn man sich darauf einlässt. Man kann (1) in der Umwelt, (2) durch die anderen und (3) in sich selbst geborgen sein.

Eigene Aktivität

Interessanterweise beginnt all das von Anfang an mit der eigenen Aktivität. Der noch sehr junge Säugling signalisiert seiner nächsten Umgebung, der Mutter, sein Schutz- und Sicherheitsbedürfnis aktiv. Das so junge Kind wird ängstlich, es weint, wenn die Mutter es allein, sozusagen in der Fremde lässt. Ist die Mutter aber in der spürbaren Nähe, beruhigt sich das Kind. Ist die Mutter für das Kind sicher anwesend, benutzt es sie nach und nach als Basis für neugierige Erkundungen seiner Umwelt und anderer Personen. Nach einiger Zeit beginnt es zu spielen. Es kommt zu den ersten Funktionsspielen (vgl. Mogel 2008). Im Spiel ist das Kind in sich selbst geborgen. Das Spiel ist die erste unabhängige und selbstgestaltete Form der kindlichen aktiven Auseinandersetzung mit der Wirklichkeit. Voraussetzung dafür, dass ein Spiel überhaupt zustande kommen kann, ist, dass das Kind sich geborgen fühlt (vgl. Portmann 1988).

Bindung

Damit das kindliche Spiel mit Geborgenheitsempfinden einhergehen kann, müssen Einflüsse aus der Umwelt, durch andere und durch das Kind selbst zusammenkommen. Für all das ist die Entwicklung von Bindung (*attachment*) entscheidend. Bindung hängt direkt ab von den Zuwendungsbedürfnissen des Kindes und von der elterlichen Feinfühligkeit, dem Haut- und Körperkontakt mit dem Kind, der sicheren Anwesenheit und der gezeigten Zuneigung. Sie manifestiert sich dem Kind gegenüber als liebevolles Umsorgtwerden (Bowlby u. Ainsworth, in Grossmann u. Grossmann 2011 und Spitz 1972). Durch solche sichernde und verlässliche Geborgenheit erfährt das Kind frühzeitig Urvertrauen (Erikson 1971) in das Leben. Weitere Wege für sein aktives Geborgenheitserleben tun sich dann wie von selbst auf. Auf der Verhaltensebene äußert sich dieses Erleben beim Kind im aktiven, in sich selbst versunkenen Spiel, das die ganze Kindheit hindurch und darüber hinaus das wesentliche Medium seiner eigenen Gestaltung der Wirklichkeit bleibt. Spielen kann das Kind allerdings nur, wenn es sich geborgen fühlt, ansonsten wäre das Spielen nicht möglich.

Hilfe

Wie man leicht sehen kann, ist der Mensch neben seiner eigenen Aktivität von vornherein darauf angewiesen, Hilfe durch andere zu erhalten. Das Nehmen und Geben von Hilfe spielt für die Geborgenheit das ganze Leben lang eine grundlegend wichtige Rolle. Es gehört zu den prinzipiellen Wegen zur Geborgenheit, die wir im Folgenden erörtern wollen (vgl. ▶ Abschn. 13.1 und ▶ Abschn. 13.2).

Das Leiden an der Ungeborgenheit ist im Leben des Menschen häufig über lange Zeiträume bestimmend (vgl. ▶ Kap. 7 und ▶ Kap. 8). Die Ungeborgenheit ist nicht etwas, was man einfach abschütteln kann. Ganz im Gegenteil: Hat sie sich erst einmal festgesetzt, ist sie schwer loszuwerden und häufig nur durch große Anstrengungen zu überwinden. Viele Menschen ertragen die Ungeborgenheit und das Leiden, weil sie einfach keinen Ausweg wissen oder nicht mehr die Kraft haben, die zuweilen steinigen, gefährlichen und manchmal nur schwer überwindbaren Wege zu gehen. Sie verharren in der Ungeborgenheit und damit in einem Leben, das zu einer ewigen Leidensgeschichte zu werden droht. Es sei hier dahingestellt, wie die Ungeborgenheit entstanden ist. Denn dafür gibt es ebenso viele Gründe, innere und äußere, wie es individuelle Leidensgeschichten gibt.

Möchte das Individuum in Geborgenheit leben, muss es Wege finden, seine beklemmenden Ungeborgenheitsgefühle zu überwinden. Es muss gangbare Alternativen suchen, sie finden und irgendwie umsetzen. Aber solche Alternativen sind so vielgestaltig wie der Lebensweg selbst. Dennoch sind sie nicht beliebig. Das betroffene Individuum sollte prüfen, ob der Weg, den es einschlagen möchte, auch realisierbar ist und ob es zu ihm und seinen Vorstellungen von einem geborgenen Leben passt. Insofern sind die folgend aufgezeigten Möglichkeiten nicht auf alle Individuen zugeschnitten, sondern nur prinzipielle Hinweise. Aus der Ungeborgenheit heraus Geborgenheit zu finden und sodann ein geborgenes Leben zu gestalten, ist mit der aktiven Überwindung von Hindernissen verbunden. Das Allerwichtigste ist, dass man sich dabei nicht selbst als Hindernis im Weg steht.

Wie angeführt, ist der Mensch von vornherein auf die Hilfe anderer angewiesen. Er wäre allein nicht überlebensfähig. Wir beginnen vor diesem Hintergrund mit einem Weg aus der Ungeborgenheit, der die Hilfsbereitschaft anderer beansprucht, vorausgesetzt, dass wir die Hilfe bei anderen tatsächlich suchen und sie auch annehmen.

Ungeborgenheit

Realisierbarkeit von Wegen

Hilfe annehmen

13.1 Hilfe bei anderen suchen

Es ist keine Abwertung der eigenen Person durch uns selbst, wenn wir bei Situationen auswegloser Ungeborgenheit die Hilfe bei anderen suchen. Ganz im Gegenteil, es zeigt die Wertschätzung der anderen und signalisiert, dass das Miteinander auch in schwierigen Situationen des Lebens durch nichts zu ersetzen ist.

Man kann die Hilfe vertrauter Personen in der Familie, bei guten Freunden und in der Partnerschaft suchen – je nach persönlichen Beziehungsverhältnissen. Die Partnerschaft ist ideal, denn das Gefühl der Zweisamkeit erhöht die Sicherheit und das Wohlbefinden.

Partnerschaft

Geborgenheit in der Partnerschaft stellt aber auch Anforderungen an die eigene Anpassung und den gegenseitigen Respekt. In der Partnerschaft ist die eine Person der Geborgenheitsanker für die andere und umgekehrt. Das ist zu berücksichtigen, wenn man die Hilfe des Lebenspartners oder der Lebenspartnerin braucht und beanspruchen möchte. Dafür gelten unausgesprochene Regeln des Zusammenlebens: Man muss einander auf Augenhöhe begegnen und beständig in der Lage sein, die individuellen Besonderheiten des Partners oder der Partnerin zu tolerieren. Man sollte sich selber zeigen wie man ist – das gilt besonders für Zeiten eigener Schwäche und des Ungeborgenheitserlebens. Man sollte sich aber auch selbst zurücknehmen können, wenn man seine Partnerschaft in Zeiten eigener Hilfsbedürftigkeit festigen möchte.

Akzeptanz

Scheitern Partnerschaften in Zeiten der Hilfsbedürftigkeit, fehlt es meist an Feinfühligkeit und gegenseitigem Einvernehmen, das einfach nicht gelingt. Was eigentlich fehlt, das ist die konstruktive Lösung von Problemen auf Basis selbstloser Zuneigung. Damit beide glücklich sind und sich geborgen fühlen, bedarf es der gegenseitigen Akzeptanz aller Schwächen und außerdem der Toleranz gegenüber der anderen Person wie sie ist. Es braucht das Vertrauen und die Zuneigung in allen Lebenslagen, also auch in solchen der Schwäche und der Hilfsbedürftigkeit. Selbst wenn man in der Partnerschaft um die Hilfe der anderen Seite ersucht, sollte das nie mit bestimmten Erwartungen verbunden sein und schon gar nicht mit Anklammerung! In allen Lebenslagen am besten für den Weg, Geborgenheit in der Partnerschaft zu finden und gemeinsam zu leben, ist, mehr zu geben als zu nehmen. Geben ohne Erwartungen, das heißt Liebe als Basis für Glück.

Im Prinzip erweist sich die Suche nach Hilfe bei anderen, meist vertrauten Personen als ein verlässlicher Weg, um aus der Ungeborgenheit heraus in die Geborgenheit zu gelangen. Besonders in unseren Interviews, die wir in Deutschland und anderen europäischen Staaten zur Geborgenheit durchgeführt haben, ist das belegt: Vertrauen, Liebe, Schutz, Akzeptanz, Verständnis, Freundschaft, Hilfe erhalten, zu Hause, Familie, Nähe und das Sich-fallen-lassen-Können – diese Merkmale werden als Garanten der eigenen Geborgenheit durch andere Personen über alle Altersgruppen und Geschlechter hervorgehoben. Sie werden ergänzt durch die besondere Betonung von Partnerschaft, Umarmung, Mutter-Kind, bei den Eltern sein, Kuscheln, Verständnis, Trost, Hilfe im Gespräch erhalten.

Sozialität

All das hat mit dem Zusammenhang von Hilfe bei anderen suchen und dem Durch-andere-geborgen-Werden direkt zu tun. Dass dabei die Freundschaft, die Familie und die Partnerschaft im Vordergrund der individuell erlebten Geborgenheitsgefühle stehen, zeigt ein Gesichtspunkt sehr deutlich: wie nämlich individuelle Menschen ihre Sozialformen des Zusammenlebens für ihre eigene Geborgenheit als höchst bedeutsam einschätzen. Sie verbinden damit direkt das innere Gefühl der Sicherheit und Wärme, des Wohlbefindens und Vertrauens, der Liebe und des Schutzes, der Akzeptanz und des Verständnisses. Wichtig dabei ist, nicht allein gelassen zu werden, zu wissen, dass man tatsächlich Hilfe erhält, wenn man sie benötigt und tatsächlich Nähe und Zuwendung zu erfahren.

Besonders schwierig gestaltet sich die Suche nach Hilfe bei anderen und die zunächst von ihnen erhaltene Zuwendung für depressive Personen (vgl. ► Kap. 8.1). Ihr permanentes Anklagen und ihr ständiges Missbefinden rufen bei jeder Person ein Unbehagen hervor, das auf Dauer von Unverständnis begleitet ist. Grund dafür kann die Unkenntnis des Krankheitsbildes, ein Gefühl der eigenen Hilflosigkeit trotz aller Bereitschaft zum Helfen oder ein Mangel an Empathie (= Einfühlungsvermögen) sein. Gerade diesen Mangel an Empathie seitens enger Bezugspersonen beklagen depressive Personen immer wieder, wenn sie sich in ihrem Denken, Fühlen und eingeschränkten Handeln unverstanden, ungeborgen fühlen. Dennoch sind gerade sie auf Hilfe von außen angewiesen, da sie sich selbst ohnmächtig, kraftlos und somit handlungsunfähig erleben. Depressive haben also wegen ihrer dauerhaften Niedergeschlagenheit ein besonderes Problem, Verständnis und Hilfe bei anderen erfolgreich zu suchen und zu finden.

Überdies bietet die Gesellschaft prinzipielle Wege zur Geborgenheit an, unter anderem auch Institutionen für diejenigen, die professionelle Hilfe suchen. Ein besonderes Beispiel hierfür ist die institutionalisierte Psychotherapie, die zwischenzeitlich sehr differenzierte und wirkungsvolle Anwendungsmöglichkeiten bietet. Die Gesellschaft vermittelt zahlreiche öffentliche Wege, Geborgenheit bei anderen zu suchen, zu finden und zu erleben. Die vielen kleinen und größeren Vereine, die Kirchen mit ihren institutionalisierten Formen von Glaube und Religion, die politischen Parteien, der Sport mit seinen lokalen und internationalen Wettbewerben, die Gastronomie mit ihren Sozialkontakt-, Ess-, Trinkangeboten usw. Selbst die Werbung verknüpft ihre materiellen Gewinnziele mit allen Facetten des so reichhaltigen, letztlich aber individuellen Geborgenheitsgefühls. »Helfen« möchten sie all denen, die Hilfe brauchen und suchen, allerdings mit unterschiedlichen Motiven und Zielen.

Angebote der Gesellschaft

Letztlich liegt es allein an uns selbst, welche Hilfe wir suchen und finden sowie annehmen und umsetzen. Dazu gehört es auch, Hilfsangebote von außen für sich selbst richtig einzuschätzen. Denn es ist gerade hierbei nicht alles Gold wert. Auch bei Erkrankung gilt es genau zu prüfen, wer kompetente Abhilfe vom Leiden am ehesten ermöglicht. Eine große eigene Sorgfalt und Achtsamkeit ist also gefragt, wenn es darum geht, Hilfe bei anderen zu suchen, zu finden und zu beanspruchen mit dem Ziel, ein geborgenes Leben zu leben.

13.2 Anderen helfen

Es ist ein positives und förderliches Lebensprinzip des Menschen, anderen zu helfen. Wir fanden das in allen von uns untersuchten Gesellschaften. Helfen ist Geben. Es ist im besten Sinne des Wortes

Liebe

uneigennütziges Geben. Insoweit ist es eindeutig eine der praktizierten Formen von Liebe. Alle Personen, die sich in der Weltgeschichte
durch praktizierte Liebe ausgezeichnet haben, waren und sind hel-
fende Menschen.

Das Helfen funktioniert in Bezug auf einen selbst. Denn mit dem
aktiven Helfen verbindet sich bei einem selbst eine innere Stärkung
und Stabilisierung des eigenen Selbstwertgefühls. Indem man wertvoll ist für andere, die Hilfe dringend brauchen, hilft man seiner
eigenen Geborgenheit, insofern diese von Zuwendung und Liebe getragen ist: Man gibt von sich selbst, ohne zu nehmen. Helfen hat mit
zwischenmenschlicher Wärme, Zuwendung und Zuneigung zu tun.
Darüber hinaus birgt das Helfen das erlebte Gefühl, gut zu sein. All-
gemeiner gesagt ist im Helfen ein aktives Mitleiden enthalten und,
wenn es echt ist, faktische Empathie verwirklicht. Das ist ein Gewinn
für die Geborgenheit derer, denen man hilft und auch für einen selbst.

Lebensethik

Das Helfen als eine prinzipielle Lebenseinstellung hat längst unzählige Formen und Inhalte der Hilfe hervorgebracht. Es hat sich insgesamt analog der Vervielfältigung menschlicher Leidensformen entwickelt. Es ist auch in einer persönlichen Lebensethik verwurzelt und
wird durch sie unterstützt. Die eigene Hingabe im Helfen hat einen
doppelten Sinn und einen Doppeleffekt: Man hilft anderen Menschen
so gut man es kann, aus dem Leiden an der Ungeborgenheit herauszukommen und praktiziert damit eine wesentliche Form der Nächstenliebe: durch Mitgefühl und durch aktive Unterstützung. Indem man
substantiell von sich selbst etwas hergibt, fördert man die Geborgenheit der hilfsbedürftigen Person und seine eigene Geborgenheit in
sich selbst. Man stärkt sie durch das Mitleiden und das tatsächliche
Helfen. Das ist ein Faktum, das man in allen Gesellschaften findet. Es
ist gut und wohltuend, weil jeder davon profitiert.

Neben der persönlichen und individuell motivierten Hilfe gegenüber Menschen, die leiden und deshalb die Hilfe Einzelner brauchen,
gibt es längst fast überall eine gigantische professionelle und weitreichende Differenzierung von etablierten Hilfsformen.

Professionelle Hilfe

Professionelle und wirtschaftlich organisierte Hilfsformen rei-
chen von der Pannenhilfe bei Autos bis hin zur Katastrophenhilfe bei
Bränden, Hochwasser, Terroranschlägen, Kriegen und mehr. Längst
haben sich die verschiedenen helfenden Berufe bei körperlichen und
seelischen Erkrankungen und in der Altenhilfe organisiert und etabliert. Neben dem weiten Feld der Spezialisierungen professioneller
Art auf diverse Krankheitsformen bietet ebenfalls die Psychotherapie
ein regelrechtes Netzwerk verschiedener Therapieformen an. Je nach
diagnostischer Indikationsstellung (vgl. ▶ Kap. 8.6) sollte die passende
Interventionsform, das heißt die angemessene Therapieform gefunden und, wenn nötig, ergänzt werden. In jedem Fall kann professionelle Hilfe außerordentlich wirksam sein, gangbare Wege dafür zu
öffnen, um aus dem ungeborgenen Leiden herauszufinden und es zu
schaffen, ein geborgenes Leben zu führen. Anderen helfen bedeutet
im angeführten Zusammenhang von körperlichen und psychischen

Erkrankungen, ihnen durch ausgebildete erfahrene Fachleute so zu helfen, dass die starke Kraft der Geborgenheit erreicht und gefestigt wird.

Anderen helfen kann man durch angewandte Geborgenheit in etlichen Lebenslagen und kritischen Situationen. Verlustereignisse erzeugen bei den meisten Menschen Ungeborgenheitserlebnisse, die sich in Kummer, Trauer, Wehmut, Beklemmung und Sorge manifestieren. Diesen Personen kann man seine eigene Hilfe direkt nahebringen, indem man sich ihnen zuwendet, Mitleid zeigt und Mitgefühl und Trost spendet. Befindet sich eine Person durch ein Verlustereignis in tiefer Trauer, kann man ihr schon dadurch helfen, dass man sie einfach in den Arm nimmt und drückt. Oft ist es schon hilfreich, wenn man nur da ist und schweigt. Denn häufig ist das die Erschütterung auslösende Ereignis zeitlich noch zu nah, als dass man schon darüber sprechen könnte. Die wieder zu erreichende Zuversicht und Hoffnung (vgl. ▶ Kap. 10.4) brauchen einfach Zeit für die Bewältigung und innere Überwindung des Verlusts.

Anderen zu helfen entspricht dem Konsens einer jeden Ethik in allen Kulturen und Gesellschaften sowie in den Weltreligionen. Es stützt und stärkt das Geborgenheitserleben aller Beteiligten.

Bei manchen Menschen allerdings gerät der Drang, anderen zu helfen, zu einer eigenen, zuweilen einzigen Lebensform. Sie möchten überhaupt nur helfen und gehen darin völlig auf (Helfersyndrom). Eine Gefahr für sie selbst ist dabei, ihre eigene Individualität und alternative Handlungsoptionen für ein persönliches geborgenes Leben zu übersehen oder sogar aufzugeben. Aber dennoch bleibt: anderen helfen fördert das Geborgenheitserleben so oder so, für sich selbst und vor allem für diejenigen, die Hilfe brauchen.

Indirekte Hilfe

13.3   Geborgenheit in der Heimat

Der Begriff Heimat ist ein starkes Wort, wenn es um die Geborgenheit in der Hinsicht geht, wo Menschen sich wirklich zu Hause fühlen. Früher haben wir das Zuhause aufgrund der Datenlage (vgl. Mogel 1995) als Basis des Menschen für seine Aktivitäten, als dasjenige, was ihm inneren Halt gibt und als Anker des individuellen Lebensvollzugs gekennzeichnet. Heute können wir das durch die Ergebnisse aller, auch internationalen, Untersuchungen bestätigen: »Das Zuhause ist eine nie versiegende Quelle der Selbstaktualisierung insofern, als man es als Ort, Raum und Zeit der Geborgenheit erlebt. Wer von zu Hause – von seiner Heimat – vertrieben wird oder sie … verlassen muß, verliert … ein Stück seines Selbst« (ebd., S. 39).

Heimat übertrifft in ihrer Bedeutung für die Geborgenheit das Zuhause noch bei Weitem, denn sie ist neben ihrer Verankerung im Daheim-Sein eine wahrlich unerschöpfliche Quelle des Geborgenheitserlebens selbst. Die Heimat umfasst solche Ereignisse, Erlebnisse, Erfahrungen und Umgebungen, die alle Merkmale der Geborgenheit

Zuhause

Einmaligkeit der Heimat

für ein Individuum vereinigen: Vertrautheit, Zugehörigkeit, soziale Einbindung, Wohlbefinden, Akzeptanz. Die Heimat ist an selbst erfahrene Räume, Zeiten und Ereignisse gebunden. Sie kann sehr individuell und somit einmalig erlebt werden.

Der Weg zur Geborgenheit in der Heimat ist durch einige allgemeine Merkmale gekennzeichnet, nämlich:

a. den Raum-Zeit-Bezug (Haus, Wohnung, Heim, Dorf, Stadt, Staat)
b. persönliche Beziehungen (Familie, Freunde, Bekannte, Verwandte, Landsleute)
c. kulturell-gesellschaftliche Beziehungen (Bräuche, Sitten, Rituale, Muttersprache, Werte, Religion, Glaube, Aktivitäten, Lebensgewohnheiten)
d. die Sicherheit (soziale, materielle, persönliche Sicherheit, Orientierungssicherheit, Gemeinsamkeit, Verlässlichkeit, Zufluchtsort)

Die Geborgenheit in der Heimat ist also ein prinzipieller und vor allem emotional-individueller, für heimatbezogene Menschen allumfassender Weg, um geborgen zu leben.

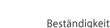

Selbstverständlich sollte niemand versuchen, heimatbezogenen Menschen das zu nehmen, was für ihr Leben in Geborgenheit am wichtigsten ist: ihre Heimat. Aber gerade das ist ein offenbar weltweites Problem. Menschen müssen wegen industrieller Umwälzungen ihre Heimat verlassen, Zwangsevakuierungen hinnehmen, weil z. B. aus Energiegründen Staudämme gebaut werden müssen. Bei Stadtplanungen geschieht dasselbe. Und oft genug muss die Heimat wegen geplanter und durchgeführter Verkehrswege aufgegeben werden. Extremer noch geht es in Kriegsgebieten zu, wo die Flucht aus der Heimat bei allen damit verbundenen Risiken für Leib und Leben mit dem Versuch verbunden ist, überhaupt zu überleben. Jeder Kriegsschauplatz, und diese Räume der Zerstörung gibt es ständig, hat Heimatverlust und damit tiefe Ungeborgenheit zur Folge. Bei solchen Ereignissen sind zusätzlich die Unwiederbringlichkeit sowie alle Einbußen einer menschenwürdigen Lebensqualität offensichtlich.

Beständigkeit   Geborgenheit in der Heimat setzt zeitlich und räumlich Beständigkeit voraus. Heimat sollte so etwas wie eine Konstante im Leben sein, zu der man immer wieder zurückkehren und in der man Kraft schöpfen kann. Insgesamt sollte sie keinen entfremdenden Veränderungen unterworfen werden, damit diejenigen, die in ihrer Heimat Geborgenheit finden möchten, sie auch tatsächlich erleben können.

Leider kann man sich selbst den geborgenen Verbleib und auch die Rückkehr in die Heimat häufig nicht aussuchen und es auch nicht beeinflussen. Der entstandene Geborgenheitsverlust ist da. Was bleibt, ist, ihn zu überwinden, indem man sich neu orientiert. Heimatverlust ist ein kritisches Lebensereignis, das Veränderungen in Raum, Zeit und persönlichen Beziehungen erforderlich macht (ökopsychische Übergänge, vgl. Mogel 1984, 1990b). Jedes Mal erlebt man Heimatverluste als von außen hereinbrechende, in sich selbst fortschreitende

Verlustereignisse (Umweltprogressionen), die durch nichts abzuwenden sind und eine tiefe Ungeborgenheit hinterlassen.

Besonders schwer aufzuarbeiten ist die durch Heimatverlust entstandene Ungeborgenheit bei Menschen, die aus Gründen politischer Machtverhältnisse aus ihrer Heimat vertrieben worden sind. Sie haben eine völlig absurde Lebenssituation zu bewältigen, denn sie wissen, dass es ihre Heimat noch gibt, können aber nicht zurück. Sie leben im Exil. Das in der gegenwärtigen Welt bekannteste Beispiel für einen solchen unglaublichen Vorgang ist der Dalai Lama, das politische und geistige Oberhaupt Tibets. Schon in jungen Jahren musste er vor seinen chinesischen Verfolgern flüchten und im indischen Exil leben. Einmalig ist das Beispiel des Dalai Lama auch bezüglich der Bewältigung des Heimatverlusts. Durch Liebe, Besonnenheit und Weisheit lebt er seit dem in sich selbst – in seiner inneren Heimat und dem Mitgefühl für andere geborgen.

Vertreibung

13.4   Geborgenheit in der Umwelt

Im vorangegangenen Kapitel haben wir gesehen, dass die Heimat eine Umwelt ist, die uns besonders am Herzen liegt und für viele Menschen das Herzstück ihrer Geborgenheit ist. Die Heimat mag – so gesehen – einmalig sein. Objektiv betrachtet ist auch sie nur eine von schier unendlich vielen verschiedenen Umwelten. Ebenso ist es eine Tatsache, dass jedes Individuum *seine* Umwelt mit sich hat, von ihr beeinflusst wird und sie seinerseits beeinflusst. Diese Tatsache ist der eigentliche Grund dafür, dass wir Geborgenheit in nahezu jeder Umwelt finden können, indem wir diese nämlich beeinflussen und möglichst geborgenheitsförderlich gestalten.

Geborgenheit in der Umwelt hat mit uns selbst, mit unserer Individualität und unserer Aktivität in Bezug auf die jeweilige Umwelt zu tun. Und dennoch ist das Verhältnis nie eindeutig: Das Individuum erzeugt und unterliegt Umwelteinwirkungen (vgl. Mogel 1990b, S. 153). Zumeist lassen sich besondere Umwelteinwirkungen ihrerseits auf den Menschen zurückführen. Das bedeutet in der Konsequenz: Möchten wir unsere Lebensumwelten geborgen erleben, müssen wir weniger sie selbst, sondern mehr den Menschen beeinflussen, der sie herstellt. Letztlich bleibt das Individuum in seinem Bezug zur Umwelt der Schnittpunkt und Verursacher seiner eigenen Handlungen, und insoweit kann es seine Umwelt in seinem eigenen Sinn geborgen gestalten.

Andererseits bleibt es überall schwierig für einzelne Individuen, ihre eigenen Interessen an der geborgenen Gestaltung ihrer Umwelt durchzusetzen. Dies ist der Fall, wenn sie sich mächtigen Wirtschaftsverbänden und politischen Machthabern gegenübersehen, die sie von der Notwendigkeit und Durchsetzbarkeit ihrer Umwelt- und Energieprojekte überzeugen wollen und dabei die Wünsche des Einzelnen nicht berücksichtigen. Die Geborgenheit in der Umwelt scheitert

Einfluss von Macht

häufig genug an solchen vereinseitigten Machtkonstellationen. Dabei könnte durchaus ein Maßstab für einen geborgenheitsförderlichen Zusammenhang von Umwelt und Individuum einvernehmlich festgelegt werden. Dieser müsste an der Förderung eines in der Umwelt geborgenen Lebens orientiert sein. Das individuelle Wohlergehen wäre ebenso einzubeziehen, wie die Verbesserung der Lebensqualität der Menschen in ihren Umwelten zu institutionalisieren wäre, das heißt Geborgenheit als Maßstab für das individuelle Leben in Umwelt und Gesellschaft. Davon würden alle profitieren!

Unabhängig von diesen Überlegungen gibt es zahlreiche Wege, die zur Geborgenheit in der Umwelt führen können. Den einen Weg gibt es aber ebenso wenig wie es nur die eine Umwelt gibt. Den richtigen Weg zu finden, um sich in der Umwelt geborgen zu fühlen, darum geht es. Und diesen Weg bestimmen wir selbst.

Privater Raum

Ein Weg ist, dass wir unsere privaten Räume nach persönlichem Geborgenheitserleben gestalten. Das einzige wesentliche Kriterium dafür ist, dass wir uns selbst darin wohl und geborgen fühlen. Für manche Menschen ist die Raumgestaltung nach einem Umzug das persönliche Highlight ihres Geborgenheitserlebens. Mit der eigenen Freude an der Gestaltungsarbeit im privaten Raum verknüpft sich auch das Gefühl einer sinnvollen Gestaltung der Zeit (vgl. ebd.). Dasselbe gilt für die Ausgestaltung der nahen Umgebung wie etwa die Wohnräume und den Garten.

Geborgenheit in der Umwelt kann man sich auch durch diverse Formen der Freizeitgestaltung verschaffen, z. B. Musik hören, Sport treiben, Spazieren gehen, gemeinsame Gespräche, partnerschaftliche Geborgenheit, Aufenthalt im ruhigen Raum, z. B. einer Kirche, sich ins Internet oder diverse Spielkonsolen vertiefen – Maschinenkommunikation in allen erdenklichen Variationen – oder einfach nur essen und trinken. Dies alles und viel mehr sind Tätigkeiten, die für diejenigen, die sie durchführen, mit Geborgenheit in ihrer selbstgestalteten Umwelt zu tun haben.

Eigenes Handeln

Was auch immer ein Individuum in Bezug zur Umwelt für seine Geborgenheit tut, so führen die umweltbezogenen Wege zur Geborgenheit über das individuelle Handeln. Das bedeutet, dass wir die Wege weitgehend selbst aussuchen, sie auch selbst gehen und die mit ihnen verbundenen Handlungen selbst und eigenverantwortlich durchführen. Niemand steht im Weg. Die Wege zum Geborgensein in der Umwelt führen ganz offensichtlich über unsere eigene Person. Es hängt von uns selbst ab, welche Wege wir aufsuchen, welche wir gehen, wie wir sie gehen, was wir dabei im Sinn haben, und was wir schließlich tun. Hinzu kommt, dass dabei die jeweilige Umwelt auf uns einwirkt, wir aber auch bei alledem selbst Bestandteile unserer Umwelt sind. Das bedeutet, dass wir Bestandteile der Umwelten der anderen sind. Wenn es tatsächlich darum geht, Geborgenheit in der Umwelt zu finden und zu erleben, ist deshalb zugleich zu bedenken, dass wir dabei weder uns selbst noch als eigene personale Umwelt den anderen im Weg stehen sollten.

Wer eine geborgene Umwelt erreichen möchte, hat nicht nur das zu beachten, was die Verwirklichung der eigenen Ziele betrifft. Zu beachten ist auch all das, was die Geborgenheit im Alltag tatsächlich ausmacht. Das ist der eigentliche und auch zuverlässigste Weg dafür, wie man die Geborgenheit in der Umwelt tatsächlich erreichen kann. Er betrifft den grundsätzlichen Einbezug aller zehn wertvollen Gesichtspunkte, wie sie in ▶ Kap. 10 behandelt worden sind. Wenn das gelingt, ist ein geborgenes Leben in den unterschiedlichsten Umwelten der Erde und mit den verschiedensten Menschen problemlos möglich. – Es gibt aber allgemein eine Pluralität von Wegen.

Wege, sich in der Umwelt geborgen zu fühlen, sind mannigfaltig. Umwelten beinhalten alle Facetten der Wirklichkeit, und anfänglich hat kein Mensch die Möglichkeit, sich das auszusuchen. Wir werden mit der Geburt in ganz verschiedene Umwelten entlassen, um in der nächsten Umwelt aus wenigen Personen (z. B. Eltern) zu überleben – und in Raum, Zeit, Materie sowie einer sozialen Umwelt, die sich pflegerisch-zuwendungsvoll kümmert. Die physiologische Frühgeburt Mensch kann ohne eine überlebenssichernde Umwelt von Personen, die Schutz, Hautkontakt, Nahrung und Nähe permanent sichern, nicht überleben. Die frühe Entwicklung hängt rundum von diesen stabilen und fördernden Einflüssen ab, die von außen einwirken und Sicherheit bieten. Die Aktivitäten des Säuglings und Kleinkindes sind auf die Gewährung emotionaler Zuneigung und existentieller Sicherung der Pflegeperson(en) gerichtet. Was als Umwelt darüber hinaus einwirkt, hängt mit den kindlichen Aktivitäten einerseits, den objektiven Umwelteinflüssen andererseits zusammen.

Eigentlich ist es dieses wechselseitige Grundmuster von Beeinflussungen und Wirkungen, was unseren Umweltbezug ein Leben lang bedingt. Für jedes Individuum ist es mit ureigenen Erlebnissen und Erfahrungen verbunden. Deshalb gibt es nicht *die* Biographie des Menschen, sondern nur individuelle Biographien von Personen.

Sich in der Umwelt geborgen zu fühlen, ist von Individuum zu Individuum etwas Besonderes, personell und umweltbezogen. Umweltwirkungen als Kombination von Zeit, Raum, Materie, Personen und der Dynamik zwischen ihnen können das Geborgenheitserleben fördern und insoweit die Basis für geborgenes Leben abgeben. Umgekehrt können sie das Wohlbefinden und ersehnte Glück beeinträchtigen durch Einflüsse, die der Mensch nicht selbst hervorruft, geschweige denn steuern kann, zum Beispiel bei Umweltpressionen und -progressionen.

Andererseits hat besonders der Mensch diverse Möglichkeiten, seine Umwelten zu gestalten. Er kann seine privaten Räume nach persönlichen Vorlieben gestalten und sein Geborgenheitserleben darin fördern. Das gilt ebenfalls für die private Zeitregulation. Er kann seine Zeit sinnvoll gestalten, z. B. im freien Spiel. Darin kann er alle Wirklichkeiten für sich aktiv umsetzen, ohne dass es für eine immer irgendwie kontrollierende Umwelt von Bedeutung wäre. Selbstverwirklichung in einer individuell selbstgestalteten Umwelt – eine

Pluralität von Wegen und Umweltbezug

Sinnvolle Gestaltung der Zeit

faktische Verwirklichung von Geborgenheitsträumen innerhalb der eigenen erlebnisreichen Spielwirklichkeit!

Andererseits gibt es gesellschaftliche Grenzen für sinnvoll gestaltete Zeit im Umweltbezug, z. B. Zeitgrenzen, innerhalb derer die geforderte Erledigung von Aufgaben heftige Drucksituationen hervorrufen kann, die Stresssymptome und Ungeborgenheitsgefühle aufkommen lassen. Offenbar ist Zeit ein weder sichtbarer noch hörbarer Umweltfaktor, der die Balance der Geborgenheitsgefühle beim Menschen mitreguliert, jedoch auch völlig aus dem Gleichgewicht bringen kann. Daher ist jeder Umweltbezug unter der Prämisse des Geborgenheitserlebens vorsichtig zu prüfen.

13.5   Geborgenheit durch Rituale

Die meisten Menschen fühlen sich wohl, sicher und aufgehoben, wenn bestimmte Tagesabläufe sich verlässlich wiederholen und keine unvorhergesehenen Ereignisse dazwischenkommen, keine Überraschungen das Gewohnte stören. Rituale sind als feste Gewohnheiten in das Leben integrierte Verhaltensmuster. Sie geben Sicherheit, sind zuverlässig handhabbar und beruhigen – ganz im Unterschied zur Alltagshektik. Rituale zu pflegen bedeutet, sich eine ruhige Insel der Geborgenheit zu gönnen, die ohne Risiken bestehen kann. Wer Rituale konsequent einhält und durchführt, verschafft sich einen sicheren Schutz vor allem und jedem, das im Alltagsleben auf uns einstürmen kann oder möchte.

Vorteile der Ritualisierung

Nehmen wir unsere Rituale als feste und unbeeinflussbar programmierte Verhaltensweisen ernst, sorgt schon die hiermit einhergehende Gleichförmigkeit dafür, dass unwillkommene Störungen keinen Platz haben. Rituale kann man in allen möglichen kulturellen und gesellschaftlichen Gemeinschaftsformen realisieren, z. B. in diversen Formen von Vereinen. Rituale sind ebenso für Alleinlebende sinnvoll, um dem individuellen Lebensablauf einen konstanten persönlichen Sinn zu geben. Sie eignen sich auch sehr gut für eine verlässliche Strukturierung der Gemeinsamkeiten in der Partnerschaft, für Privatheit und Intimität. Eher selten wird thematisiert, dass Rituale auch im Berufsleben außerordentlich wertvoll sein können, wenn sie nämlich der Strukturierung der Arbeitszeit dienen und eine klare Verbindlichkeit nach außen demonstrieren. Hier können sie präventiv wirken gegen Versuche der Vereinnahmung von außen, gegen Burnout und Mobbing. Wer trotz seiner Flexibilität am Arbeitsplatz durch ritualisierte Verbindlichkeiten seiner Tätigkeiten signalisieren kann, dass er momentan nicht verfügbar ist, macht es aufsässigen anderen, die ihn für ihre Zwecke nur nutzen möchten, nicht leicht. Das ist die Schutzfunktion der aktiven Ritualisierung im Berufsleben: Ritualisierung als Prävention gegen egoistische Einvernahme von außen her.

Besonders geborgenheitsfördernd wirken Rituale im Privatleben. Die ritualisierten Abläufe sind hier zumeist individuell: Man steht morgens früh auf, trinkt Kaffee oder Tee oder Milch oder Saft, isst frische Brötchen, liest – wenn man Zeit hat – die Zeitung. Rituale erfolgen täglich in der wieder und wieder gleichen Weise. Das macht Rituale zu angenehmen Gewohnheiten. Denn wir empfinden die ständige Wiederholung all dieser Dinge als wohltuend, weil sie den manchmal doch abwechslungs- und überraschungsreichen Tagesablauf für uns ein Stück weit beherrschbarer machen, und das bedeutet, sie geben uns mehr Sicherheit.

Rituale sind über all das hinaus verlässliche Hilfen für etwas, das dem Menschen seit Menschengedenken größte Schwierigkeiten bereitet. Sie helfen ihm bei der Strukturierung der Zeit. Mit Zeit richtig umzugehen, sie einzuteilen, sie sinnvoll zu planen oder sie gar zu ignorieren, also sozusagen zeitlos zu leben, damit tun wir Menschen uns seit eh und je schwer. Wir verfügen zwar über verlässliche Einteilungssysteme für die Zeit, z. B. Kalender, Uhren, den circadianen Tag-und-Nacht-Rhythmus, doch irgendwie sitzt uns die Zeit fast immer wie ein schwer kalkulierbares Etwas im Nacken. Manchmal vergeht die Zeit rasend schnell, sozusagen wie im Flug, wenn wir nämlich in ereignisreiche, die Aufmerksamkeit beanspruchende Tätigkeiten vertieft sind. Und manchmal, z. B. bei Fernflügen, vergeht sie subjektiv so langsam, dass man meinen könnte, das Flugzeug parke in der Luft. Kinder kennen die furchtbar lange Langeweile, und ältere Menschen machen die Erfahrung, dass die Zeit nur so dahinrast.

Zeit ist eben für den Menschen schwer fassbar: Man sieht sie nicht, man hört sie nicht, man riecht sie nicht, und doch wirkt sie übermächtig in alle Lebensvorgänge ein.

In Bezug auf das Erleben, die Erfahrung und die Regulation der Zeit sind Rituale geradezu Gold wert. Die feststehenden Festtage einer jeden Kultur und Gesellschaft mit ihren ebenso festen und gleichförmigen Ritualen strukturieren den Jahresablauf und geben allen Beteiligten jene Sicherheit und Zuverlässigkeit, die sie für die eigene Gestaltung der Zeit unbedingt benötigen. Dazu kommt noch der zumeist positiv erlebte Umstand, dass es sich um gesellschaftliche oder religiöse Großereignisse handelt. Diese haben ihre ökopsychologische Eigendynamik, die jeder kennt. Das wiederum erhöht das sowohl individuelle wie kollektive Sicherheitsgefühl – und damit das Geborgenheitserleben. – Man führe sich nur einmal vor Augen, welchen Trubel allein in unserer Gesellschaft die sog. Vorweihnachtszeit mit sich bringt. Es ist kein Zufall, dass sich die Anfragen der Medien zur Geborgenheit an uns in der Vorweihnachtszeit besonders häufen. Denn in dieser Zeit treibt die Geborgenheitssehnsucht einem erhofften und erwarteten Höhepunkt entgegen.

In anderen Gesellschaften, z. B. buddhistischen, ist es der höchste Buddhatag, bei Vollmond: da bringen die Menschen Kerzen und Blumen zum Wat, dem Tempel der buddhistischen Mönche. Sie sind bei der Ausführung dieser Rituale tief bewegt, glücklich und zufrieden oder kurz: geborgen. Ständig wiederholt sich dieses Zeremoniell mit allen Ritualen zu Ehren und zur Verehrung des Buddha. Die erlebte

Zeitstrukturierung

Festtage

und gelebte Geborgenheit der Menschen ist bereits durch den Mond-
kalender festgelegt: Vollmond, Halbmond, Neumond, Halbmond,
Vollmond, d. h. alle acht Tage ist Buddhatag.

Sinn von Ritualen

Für jede Gesellschaft und für jede Weltreligion haben die verbindlichen Rituale ihren zugleich spirituellen wie auch gesellschaftlichen
Sinn. Die jeweilige Glaubenseinstellung wird religiös und kulturell gelebt, und das Erleben ist von tiefer Geborgenheit getragen. Als Frem-
der und Außenstehender kann man das buchstäblich spüren, auch
wenn es nicht immer gelingt, den persönlichen und spirituellen Sinn
eines jeden praktizierten Rituals zu erkennen. Was man aber merkt
und spürt – ob man nun will oder nicht – ist die eigene Ergriffenheit
und positive Betroffenheit, der man sich angesichts eines so tiefgehenden und innbrünstigen Geschehens nicht entziehen kann.

Wie man leicht feststellen kann, lässt sich die Wirkung ritua-
lisierter Handlungen auf das Geborgenheitserleben nicht nur an
alltäglichen Gewohnheiten festmachen. Die ganze Entwicklungsgeschichte der Menschheit ist durchzogen von sehr unterschiedlichen
Ritualen, zum Beispiel Opferritualen zur Beschwichtigung der Götter, animistischen Ritualen in Form von Essensgaben für die Ahnen,
totemistischen Ritualen und vielem mehr. Gemeinsam trotz aller
Unterschiedlichkeit der Ritualisierungspraxis ist ihnen, dass Rituale die Lebensangst reduzieren, das Gefühl der Sicherheit erhöhen,
stabilisieren und erlauben, die Zeit mit sinnvollen Handlungen einzuteilen, zu bewältigen sowie Geborgenheitserleben hervorzubringen und aufrechtzuerhalten. Kollektive Rituale sind regelmäßig eingebunden in die kulturellen Besonderheiten eines Landes, in seine
Religion, Lebensgewohnheiten, sein Klima, seine besonderen Räume
und Zeiten.

Gleichförmigkeit

Mit unseren Ritualen organisieren wir eine Art von Gleichförmigkeit im Lebensvollzug, die uns Sicherheit gibt, weil sie den Lebens-
rhythmus ordnet und den Ereignissen eine bekannte Struktur ver-
leiht. Rituale regulieren zuverlässig die Zeit. Durch sie wird der Zeit-
verlauf festgelegt, werden Vergangenheit, Gegenwart und Zukunft
»rituallogisch« einander zugeordnet. Das beruhigt, es erschafft Sinn,
und es ist zudem ein wirksames Mittel gegen innere Unruhe, Rastlosigkeit und Angst. Wir identifizieren uns automatisch mit unseren
rituellen Handlungen, und damit bleibt auch kein Spielraum für verunsichernde Diskussionen. Ganz im Gegenteil: Rituale sind mit stabilen persönlichen Lebenseinstellungen auf das Engste verbunden. Sie
geben uns Kraft und sie festigen unseren inneren Halt in uns selbst.
Das ist ihre heilsame, lebensförderliche und die Selbstgeborgenheit
stärkende Seite.

Es gibt nur eine Form des Rituals, die zur aktuellen Unterdrückung von Ängsten eingesetzt wird und in der Psychotherapie relevant ist: das Zwangsritual. Die zwei bekanntesten Formen sind die
Zwangshandlungen und die Zwangsgedanken (vgl. ▶ Kap. 8.2). Auch
hierbei sorgt ihre Durchführung für kurzfristige Sicherheit – bis sie
zur weiteren Angstvermeidung wiederholt werden müssen.

Insgesamt aber haben alle Rituale ihren eigenen Sinn. Sie erhöhen durch ihre Beständigkeit und häufige Wiederkehr das Erleben von Gleichförmigkeit, sinnvoller Zeit, von Sicherheit und Wohlbefinden. Damit sind Rituale sehr verlässliche Garanten für positives Erleben bestimmter Zeiträume und für eine sinnvolle Gestaltung der Zeit. Der Erlebniswert eigener Rituale ist für jedes Individuum, das sie durchführt, hoch. Das bedeutet zugleich, dass die kontinuierliche Ritualisierung wiederholbarer Handlungen das Geborgenheitserleben beim Menschen stärkt und stabilisiert. Rituale verbürgen Sicherheitserleben.

13.6   Geborgenheit in sich selbst

Der Weg zur Geborgenheit in sich selbst ist in die Lebensgeschichte ganzer Generationen eingebunden. Der Begriff des »Selbst« ist ein Versuch, das psychische Geschehen insgesamt zu integrieren. So nennt Carl Gustav Jung das »*Selbst* … eine Art von Kompensation für den Konflikt von Innen und Außen«. Er sieht im »Selbst auch das Ziel des Lebens, denn es ist der völligste Ausdruck der Schicksalskombination, die man Individuum nennt« (Jung 1972, S. 137). Diese Kennzeichnung des Selbstbegriffs vereint sowohl das Innen und Außen des psychischen Geschehens als auch seine Vergangenheit und Zukunft. Das Selbst wird zukünftig als das Ziel des Lebens thematisiert und auch vergangenheitsbezogen als Schicksalskombination. Die Selbstentwicklung ist eine Kompensation der Konflikthaftigkeit des Lebensweges. Zwar beginnt das Leben erst mit der Zeugung, doch können Beeinträchtigungen auf dem Weg der Entwicklung von Geborgenheit schon in den elterlichen Lebensverhältnissen einer Familie verwurzelt sein. Die Entwicklungspsychologie hat diesen Zusammenhang lange Zeit auf die Einflüsse von Vererbung und Umwelt reduziert, dabei spielen tradierte Erziehungsstile, die Einstellungen der Eltern zum Kind, die aktiven sozialen, ökonomischen und zwischenmenschlichen Lebensverhältnisse ebenfalls eine bedeutsame Rolle für die Geborgenheitsentwicklung. Ob eine Familie zusammenbleibt, oder Eltern neue Partnerschaften eingehen, das ist in jedem einzelnen Fall folgenreich für die dadurch benachteiligten Kinder. Sie leiden dann häufig schon während der eigenen Entwicklung unter Ungeborgenheit. Allerdings kann die Auflösung der Familie dann sinnvoll sein, wenn dauerhafter Streit die ständige Ungeborgenheit auf den Plan ruft. Die Schattenseiten auf dem Weg zur Selbstgeborgenheit können also diverse Ursachen (vgl. z. B. Bindungstheorie) und Wirkungen haben. Und manchmal gibt es sie gar nicht, wenn nämlich Zuneigung, Herzlichkeit und Liebe, verbunden mit Wärme und vor allem auch körperlicher Nähe (Hautkontakt, Kontaktkomfort) den Entwicklungsweg bahnen und begleiten.

Es gibt Lebensformen, die geradezu dafür bestimmt (prädestiniert) sind, Geborgenheitserleben von sich aus hervorzubringen und

Familie und
Geborgenheitsentwicklung

wenigstens über einen bestimmten Zeitraum hinweg aufrechtzuerhalten. Ein Beispiel dafür ist das kindliche Spiel, genauer gesagt,
das freie, aus sich selbst heraus gestaltete Spiel. Während vieler Jahre
der Spielforschung (DFG-Projekt »Die Entwicklung der Spielformen
beim Kind«) konnten wir Kinder und Jugendliche beim Spielen beobachten und aufschlussreiche Erkenntnisse daraus gewinnen (vgl.
Mogel 2008), insbesondere auch über den Zusammenhang von Geborgenheit und Spiel. Ein inneres Gefühl der Geborgenheit ist sogar
die Grundvoraussetzung dafür, dass ein Kind sein Spiel überhaupt beginnt. Dann geschieht in Bezug auf die Selbstgeborgenheit etwas Ent-
scheidendes: Ein in sein Spiel versunkenes Kind, das völlig unbeeindruckt von den Ereignissen seiner übrigen Umwelt sich ausschließlich
mit seinen Spielgegenständen beschäftigt, gestaltet auf diese Weise
seine eigene Wirklichkeit (Spielwirklichkeit) und wichtiger noch: es
fühlt sich selbst in seinem Spiel total geborgen. Das ist eine durch-
gängige Erfahrung, die wir mit spielenden Kindern, Jugendlichen und
auch Erwachsenen gemacht haben (vgl. Mogel 2008).

Freies Spiel

Das freie Spiel ist ganz offensichtlich eine Lebensform, welche die
Geborgenheit voraussetzt und selbst hervorbringt. Spiel ist also eine
wesentliche Quelle der Geborgenheit, und nach allem, was wir über
das Spiel beim Menschen wissen, ist es hierfür förderlich (vgl. Mogel
2001; Mogel u. Ohler 2001). Im Spiel suchen wir uns nämlich selbst
aus, was wir tun. Wir gestalten das Spiel selbst, ohne dass äußere
Zwecke und Ziele einen Einfluss darauf haben. Das Spiel trägt seinen
Zweck und seine Ziele in sich. Wir selbst gestalten das Spiel und die
Spielziele in einer ureigenen Wirklichkeit, die wir durch die Spieltätigkeit herstellen. Was immer wir im Spiel tun, es ist für uns selbst
sinnvoll und hat keine Folgen bezüglich der außerhalb des Spiels stattfindenden Vorgänge. Das Spiel ist frei von den Sorgen des Alltags und
wirkt auch deshalb befreiend auf uns selbst. Es befriedigt, verschafft
inneren Ausgleich, Ruhe und Gelassenheit. Es erhöht das Wohlbefinden, indem es einen individuell hochgradig variierbaren Weg zum
Geborgensein in sich selbst und der Umwelt aufweist. Im freien Spiel
sind wir durch unsere Spieltätigkeit die eigene Wirklichkeit und Geborgenheit.

Selbstverwirklichung

Aber nicht nur die Selbstverwirklichung im Spiel garantiert aktives Geborgenheitserleben in sich selbst. Die aktive Selbstverwirklichung überhaupt trägt als sinnvoll erlebtes Handeln entscheidend
zum Geborgensein bei. Nicht umsonst haben die Vertreter der humanistischen Psychologie – Abraham Maslow, Gordon Allport, Carl
Rogers u. a. – sie in den Mittelpunkt des Lebensweges der menschlichen Kreatur gestellt (Allport 1955; Maslow 1954, 1973, 1977; Rogers
1989). Auf der anderen Seite basiert auch die Selbstverwirklichung
auf grundlegenden Voraussetzungen, die die Persönlichkeitsentwicklung des Individuums betreffen. Die mit Abstand wichtigsten sind das
Selbstvertrauen und das Selbstwertgefühl.

Selbstvertrauen

Das Selbstvertrauen hängt mit Ereignissen und Einflüssen der
eigenen Biographie zusammen: ob ein Individuum während seiner

Entwicklung nur skeptisch, kritisch und von ihm wichtigen Personen abwertend behandelt wurde oder eben förderlich, positiv, lobend, willkommen heißend. Ersteres beeinträchtigt, letzteres fördert das Selbstvertrauen. Das Vertrauen in uns selbst hängt darüber hinaus von Einflüssen ab, die wir selbst erzeugen. Wenn wir selbstgesteckte Ziele erreichen, können wir uns darüber freuen, mit uns selbst zufrieden sein und uns irgendwie entlastet fühlen. Erreichen wir sie nicht, kann Enttäuschung, Unbehagen und Unzufriedenheit die Folge sein. Erreichen wir die Ziele wiederholt nicht, steigt die Ungeborgenheit in uns selbst. Das Selbstvertrauen sinkt und ein beeinträchtigendes Gefühl in die Erfolgsaussichten unserer Handlungen macht sich breit.

Ein wichtiger Schritt dafür, das eigene Selbstvertrauen langfristig zu stärken, besteht darin, eigene Handlungsziele zuerst einmal auf ihre persönliche Erreichbarkeit hin zu überprüfen. Das ist der eigentliche Sinn eines Begriffes, den Albert Bandura 1977 in die Psychologie eingeführt hat. Er nannte ihn »self efficacy«. Wir haben diesen Begriff mit dem zunächst umständlich klingenden Wortkonglomerat »Selbstwirksamkeitserwartung« (Mogel 1985) übersetzt. Eine treffendere und einfachere Übersetzung ist mir bis heute nicht eingefallen. Ist diese Erwartung in Bezug auf die Erreichung eines eigenen Ziels zu hoch, kann man das Ziel leicht verfehlen. Ist sie zu niedrig, kann man über das Ziel hinausschießen. Letzteres ist immer wieder bei sehr ehrgeizigen, hochmotivierten Studierenden zu sehen. Sie bereiten eine Prüfung so umfassend vor, dass sie schließlich das Gefühl haben, gar nichts zu wissen, aber die Prüfung wegen des fundierten Wissens mit der Bestnote bestehen – Balsam für das eigene Selbstvertrauen! Den entgegengesetzten Fall gibt es auch: eine völlig überschätzte Selbstwirksamkeitserwartung, mit Nichtwissen garniert.

Ein zweiter, eigentlich alltäglicher Schritt zur Stärkung des eigenen Selbstvertrauens besteht in der Bewältigung von Situationen und Ereignissen, die das Leben und die existentielle Sicherheit abverlangen. Beispiel: Jede Nacht durchkämmt eine ältere kleine Frau mit ihrem von Hand gezogenen Karren mehrere Vorstadtsiedlungen einer größeren Stadt in Thailand und durchsucht die Mülleimer der Bewohner nach Pfandflaschen, wovon sie ihren Lebensunterhalt bestreitet. Ich habe mich zwar nur hin und wieder mit ihr unterhalten können, aber jedes Mal den Eindruck einer tiefen Zufriedenheit, Selbstgewissheit und Liebe zu ihrer Arbeit und zu sich selbst gewonnen. – Keine Arbeit ist gut oder schlecht, sondern in sich sinnvoll, wenn sie zu einer Harmonie des Vertrauens in sich selbst und der eigentlichen Selbstgeborgenheit führt. Die Erfahrung zeigt, dass alles als sinnvoll erlebte Arbeiten letztlich eine Quelle der eigenen Stärke ist und die Selbstgeborgenheit fördert.

Es gibt unzählige Formen der Selbstverwirklichung, die – direkt oder indirekt – zur Geborgenheit beitragen. Darin stimmen alle Aussagen überein, wie wir sie in den internationalen Geborgenheitsinterviews von 1996–2016 vorfinden. Immer spielt die eigene Aktivität dafür eine Schlüsselrolle. Häufig genug wird sie notwendig, um über-

Selbstwirksamkeitserwartung

Arbeit und Selbstgeborgenheit

haupt erst einmal aus der eigenen Ungeborgenheit herauszufinden. Dann zeigt sich eines überdeutlich: Es sind Veränderungsvorgänge notwendig, die bei uns selbst ansetzen. Die aktive Veränderung der eigenen Lebenseinstellung (vgl. ▶ Abschn. 13.7) ist ein solcher Vorgang. Manchmal genügt es aber auch, bestimmte Geborgenheitssituationen aufzusuchen und sie im Einklang mit der Zeit, dem Raum und den Sozialkontakten zu gestalten (vgl. ▶ Abschn. 13.8). Eindeutige Belege haben wir über die bekannten Religionen hinweg für die Geborgenheit durch den Glauben gefunden (vgl. ▶ Abschn. 13.9). Ebenso eindeutig, und zwar über alle Kulturen hinweg (= transkulturelle Universalität), ist die Tatsache, dass der Glaube einer jeden Person an sich selbst *das* entscheidende Faktum ihres Geborgenseins ist. Denn aus dieser Quelle schöpft sie die Kraft, die sie für alle Lebenssituationen wappnet (vgl. ▶ Abschn. 13.10).

13.7   Geborgenheit durch Änderung der Lebenseinstellung

Einstellung

Was haben Einstellungen mit der Geborgenheit zu tun? Außerordentlich viel. Einstellungen regulieren unseren Bezug zur Wirklichkeit, zu uns selbst, zu anderen, zur Umwelt. Als ein Ergebnis unserer bisherigen Entwicklung und Erfahrung bestimmen sie entscheidend die weitere, zukünftige Entwicklung unseres Erlebens und Verhaltens mit. In der Lokführersprache bildlich veranschaulicht kann man es so sagen: Einstellungen stellen die Weichen in die Richtung, wohin der Zug fährt. In der Sprache der Psychologie sind Einstellungen die aus unseren bisherigen Erfahrungen hervorgegangenen Organisatoren (die Weichen), die den weiteren Weg des psychischen Geschehens maßgeblich bestimmen (die Richtung, in die der Zug fährt).

Wenn unser Leben, das Verhalten und unser Bezug zur Wirklichkeit insgesamt von unseren Einstellungen abhängig sind und von ihnen bestimmt werden, dann gilt das natürlich auch für die psychische Regulation unseres Geborgenheits- bzw. Ungeborgenheitserlebens. Zweifellos ist die große Geborgenheitssehnsucht des Menschen (vgl. ▶ Kap. 5) nicht dadurch vorhanden, dass er bereits in der Geborgenheit lebt, sondern dadurch, dass er erst einmal seine Ungeborgenheit in Bezug zu sich selbst, zu anderen, zur Umwelt, das heißt zur Wirklichkeit überwinden und bewältigen muss. Es lässt sich nachweisen, dass die Ungeborgenheit ebenfalls in den psychischen Lebenseinstellungen verankert ist. Diese wiederum sind ein Produkt des Zusammenwirkens verschiedener Einflüsse auf die Besonderheit eines Individuums, nämlich der ursprünglichen Eigenart seines Organismus und seiner persönlichen Lerngeschichte in einer spezifischen soziokulturellen Umwelt (vgl. Roth 1972, S. 114).

Einstellungsänderung

Damit sind die wesentlichen Bedingungen für die Entstehung und die Wirkung von Einstellungen genannt. Die entscheidende Frage ist nun, ob und wie Einstellungen veränderbar sind. Um es vorwegzunehmen: Einstellungen sind veränderbar. Und die Erfolge der verschiedenen Psychotherapieformen auch bei schweren Ungeborgenheitsstörungen (vgl. ▶ Kap. 8) sind ein einschlägiger Beweis dafür. Allerdings ist es alles andere als leicht, Einstellungsveränderungen bei einer Person herbeizuführen. Denn erstens muss überhaupt herausgefunden werden, welche Lebenseinstellung so stabil wirksam ist, dass die Person automatisch an ihr festhält. Zweitens muss es gelingen, der Person die verhängnisvolle, weil zur Ungeborgenheit führende Einstellung erst einmal bewusst zu machen. Drittens ist es ideal, wenn die betreffende Einstellung der Person aus sich selbst heraus bewusst wird. Und viertens schließlich ist es für den erfolgreichen Weg zur Geborgenheit ein gigantischer Schritt, wenn die Person beschließt, die betreffende Einstellung aktiv zu verändern und intensiv daran zu arbeiten.

Wenn die Lebenseinstellung einer Person mit ihrem Ungeborgenheitserleben verwoben ist, kann die Einstellungsänderung schwerfallen, weil sich die damit verbundene Leidensform innerlich verfestigt hat. Damit eine Einstellungsänderung hier erfolgreich sein kann, ist es für die betroffene Person von großer Bedeutung, zu erkennen, dass ihre innere Einstellung die eigentliche Quelle der Ungeborgenheit ist. Dazu muss die persönliche Einsicht kommen, dass nur eine selbst bewirkte Veränderung dieser Einstellung den Weg zur Geborgenheit öffnen kann. Ist das der Fall, dann ist alles Übrige eine Frage der Motivation und des aktiven Arbeitens an der Einstellungsveränderung. Gerade dieser eigentlich Erfolg versprechende Weg fällt den meisten Personen besonders schwer, weil sie sich an das Leiden gewöhnt haben und es ihnen, so seltsam das klingen mag, eine gewisse, wenn auch sehr beeinträchtigend erlebte Sicherheit gibt. Das Motto einer derart nachteiligen Form des Festhaltens am Leiden lautet: Besser ungeborgene Sicherheit als Ungewissheit und Unwägbarkeit! Dieser Punkt ist es, der gar nicht selten die Widerstände gegen psychotherapeutisch herbeizuführende Einstellungsveränderungen aufrechterhält. Die Person sträubt sich innerlich gegen die an sich notwendige und hilfreiche Veränderung durch Selbsterkenntnis und aktive Arbeit an ihren Einstellungen, obwohl sie weiß, dass nur ihre Einstellungsveränderung aus dem Desaster der Ungeborgenheit führen kann. Es ist oft eine Frage der Zeit und der inneren Öffnung, bis solche Veränderungen durch Psychotherapie bewirkt werden können. Dabei sind Einsicht und Veränderungsbereitschaft der leidenden Person vorausgesetzt.

Ansonsten helfen die in ▶ Kap. 7 und ▶ Kap. 9 aufgezeigten Lösungswege aus dem Ungeborgenheitserleben heraus und hin zu dem, was wir alle brauchen und suchen. Die uns in allem stärkende Geborgenheit wird leichter erreicht, wenn wir einsehen, dass wir häufig genug das Leiden selbst erzeugen und unnötigerweise selbstschädigend daran festhalten. Genau das ist zu ändern. Es bedeutet, dass wir selbst die wirksamsten Motoren der eigenen Veränderung zum Positiven sein müssen. Der Schlüssel dafür, diese Motoren anzuwer-

Positive Einstellungen

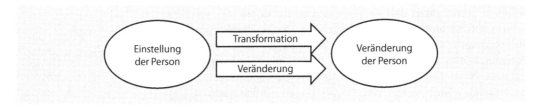

Abb. 13.1   Durch Transformation der inneren Einstellung der Person verändert sich die Person selbst. Damit ist eine andere Ausgangssituation für das Erleben des Geborgenseins gegeben

fen und dauerhaft laufen zu lassen, liegt bei uns selbst, bei jedem einzelnen Individuum. Selbst bewirkte und aufrecht erhaltene positive Einstellungen sind ein Königsweg zur Geborgenheit. Einfach ist dieser Weg nicht, aber er ist möglich und gangbar. Wir müssen uns nur dessen bewusst werden, dass wir unseren negativen Einstellungen nicht schicksalhaft ausgeliefert sind, sondern sie ändern können und es dann auch tun.

Transformation   Gelingt uns solche Veränderung an und in uns selbst, führt bereits diese Transformation zum Erleben persönlicher Stärke. Denn sich faktisch selbst zu verändern, das ist wie ein innerer Sieg des David gegen Goliath. Es stärkt sehr wesentlich das Vertrauen in uns selbst, in eine erfolgversprechende persönliche Handlungsfähigkeit und in ein anhaltend Kraft spendendes Geborgenheitserleben. Damit sind wir viel besser und stabiler gewappnet gegenüber allen beeinträchtigenden Erfahrungen, die uns – so oder so – nicht erspart bleiben. Wir können sie angemessener und innerlich distanzierter bewältigen, ohne gleich in Angst und Schrecken zu verfallen und ohne bleibendes Leiden in der Ungeborgenheit zu ertragen (▣ Abb. 13.1).

Negative Einstellungen zu verändern und durch positive zu ersetzen, das ist ein anstrengender Lösungsweg uns selbst gegenüber, der die Ungeborgenheit innerlich ausbremst und die Geborgenheit in uns selbst fördert. Sie kann sodann ihre ganze Kraft entfalten und dazu verhelfen, unsere eigenen Potentiale tatkräftig und wirkungsvoll umzusetzen. Das ist das Ziel des Weges durch Änderung der Lebenseinstellung. Und es ist im Prinzip für jeden erreichbar.

13.8   Geborgenheit in Situationen finden

Präferenz von Situationen   Situationen sind Ereignisse im Hier und Jetzt. Es ist ganz natürlich, dass wir Situationen aufsuchen, die uns gut tun und die wir positiv erleben. Wir vermeiden, wenn möglich, solche Situationen, die wir negativ erleben und die eher schaden. Für jedes Individuum gibt es bestimmte Situationen, die es gerne aufsucht und gegenüber alternativen Ereignissen in der gelebten Gegenwart bevorzugt. Es hängt mit der eigenen Biographie und den bisher gemachten Erfahrungen sowie den persönlichen Bedürfnissen und Zielen zusammen, inwieweit mögliche Situationen des Erlebens und Verhaltens im Vergleich zu anderen einen höheren persönlichen Stellenwert (Präferenz) haben oder für das Geborgenheitserleben von vornherein ausscheiden.

Aufgesuchte Situationen haben fast immer mit dem erlebten Sozialkontakt, mit Kalkulierbarkeit und Nähe zu tun. Allerdings gibt es hier wohl Ausnahmen, beispielsweise beim Fernweh und seiner aktiven Bewältigung (vgl. ▸ Kap. 7.10). Manche Menschen brauchen eine Erlebniserweiterung, deren Kick gerade im Überraschungsgehalt und der Nichtkalkulierbarkeit, also im Abenteuer besteht. Sie suchen Erlebnissituationen auf, deren Verlauf und Resultate völlig offen sind. Unter anderem im freien Spiel von Kindern, Jugendlichen und Erwachsenen kann man das gut beobachten. Das freie Spiel hat überhaupt den Vorteil, dass es in den Folgen ohne beeinträchtigende Konsequenzen in der außerhalb des Spiels stattfindenden Wirklichkeit bleibt. Für jede andere abenteuerliche Erweiterung des Erlebens gilt das nicht. Dafür gibt es unzählige Beispiele. Eines davon kann wegen seines Überraschungsgehaltes angeführt werden: In einem Land unserer internationalen Hauptuntersuchungen zur Geborgenheit, in Thailand, gab es hin und wieder den empörten männlichen Touristen, der, über eine aufregende Situation schockiert, betroffen berichtete. Er, der Tourist und Ausländer (»Farang«) hatte eine wunderschöne Frau kennengelernt und im Handumdrehen eine intime Situation herbeigeführt. Aus der erotischen Geborgenheitssituation entstand ein rascher tiefer Schock. Die Schöne war ein Ladyboy (ein Mann mit dem vollständigen Erscheinungsbild einer Frau), Angehöriger des inzwischen auch offiziell in Thailand anerkannten dritten Geschlechts. Dabei hätte der Enttäuschte die Situation leicht enttarnen können, wenn er drei Körpermerkmale erkannt hätte: die Größe der Füße, der Hände und die Stimme. Aber ganz offensichtlich gibt es Situationen, in denen das Erkenntnisvermögen des Geistes ausgeschaltet oder durch die Vorherrschaft der Triebe herabgesetzt ist. Das gilt über diese Situation hinaus auch für die Ansteckung mit tödlich verlaufenden Erkrankungen (z. B. HIV, Aids).

Drei Jahrzehnte der Geborgenheitsforschung haben gezeigt, dass konstant wiederholte Erlebnisse und Erfahrungen das Geborgenheitserleben prägen, und zwar über alle Altersgruppen und Geschlechter hinweg, und das auch im internationalen aktuellen Vergleich.

Tatsächlich findet man in unterschiedlichen Kulturen typische Situationen des Geborgenheitserlebens, die regelrecht kulturspezifisch sind. So haben wir in repräsentativen Forschungsdaten von 1996–2016 eine besonders typische Geborgenheitssituation für den Kulturraum Thailand beständig und stabil nachweisen können. In diesem Kulturraum wird 24 Stunden am Tag sowohl gekocht als auch gegessen. Diese Verhaltenssequenz ist typisch für das ganze Land. Eine weitere typische Situation betrifft das Erleben des hochrangigen Geborgenheitsmerkmals der Sicherheit.

Während in Deutschland das Kochen und Essen zwar stattfindet, doch nicht als Geborgenheitserlebnis hervorgehoben wird, ist es in Thailand eine besonders wichtige Geborgenheitssituation, ein sehr

Abenteuer und Wirklichkeit

Kochen und Essen

wesentlicher Inhalt der Lebenskultur. Banal gesagt: Thai kochen und essen mit Freude und Genuss und das jederzeit. Nur die Jüngeren heben das als wichtige Geborgenheitssituation hervor, bei den Älteren ist es, weil Bestandteil des Alltags, nicht mehr erwähnenswert.

Transkulturelle Universalität   Eine große Übereinstimmung besteht zwischen beiden sonst so unterschiedlichen Kulturen und ihren Menschen in allen anderen geborgenheitstypischen Situationen. Die Sicherheit ist auch in Thailand ganz weit oben, wenn es um die aktuelle Geborgenheit geht, allerdings wird sie mehr materiell/existentiell erlebt. In beiden Ländern sind Liebe und Partnerschaft, das Zuhause, das Erleben von Nähe und die Freundschaft hochgradig wesentliche Geborgenheitssituationen, wobei die Thai die Freundlichkeit und das persönliche Glück, die Deutschen mehr den zwischenmenschlichen Kontakt, die Kommunikation und das Vertrauen nennen. Das Hilfe erhalten und Hilfe geben spielt bei den Menschen beider Länder eine Rolle, wenn es um die erlebte Geborgenheit in Situationen geht. Allgemein kann man klar und deutlich eine überindividuelle und kulturübergreifende Gemeinsamkeit (= transkulturelle Universalität) derjenigen typischen Situationen feststellen, die Geborgenheitserleben im Hier und Jetzt hervorrufen.

13.9   Geborgenheit durch den Glauben

Spiritualität und Transzendenz   Es ist eine Tatsache, dass unzählig viele Menschen ihre ureigene und innerste Geborgenheit aus der Quelle des Glaubens schöpfen. Dieser Weg zur Geborgenheit ist mit einer Grundeinstellung verbunden, die sich an einer überirdischen, nicht konkret fassbaren und insoweit auch verborgenen Wirklichkeit orientiert. Es ist eine Form der irgendwie vollkommen erlebten Geborgenheit im Hier und Jetzt mit Bezug auf eine Dimension, die außerhalb des konkreten Seins, der Zeit und des Raumes (= Zeit- und Raumlosigkeit) liegt. Geborgenheit durch den Glauben wird häufig als Spiritualität bezeichnet und als transzendentale Orientierung, das heißt, über die konkrete Wirklichkeit des Lebensvollzugs hinausgehende sinnstiftende Beziehung zu einem Etwas realisiert, z. B. zu einem Gott oder mehreren Göttern. Zumeist kommt der persönliche Glaube in der Praxis durch die Zugehörigkeit zu einer Weltreligion zum Ausdruck. Inwieweit diese Glaubenspraxis tatsächlich zur Geborgenheit führen kann, haben wir in einer Reihe von Forschungshauptseminaren zur »Psychologie der Weltreligionen« von 2008–2012 am Lehrstuhl für Psychologie der Universität Passau untersucht. In die Diskussion haben wir auch Interviews zur Geborgenheit einbezogen, die wir mit verschiedenen Religionsgruppen (katholischen Ordensschwestern, Pfarrern, Mormonen, Zeugen Jehovas, buddhistischen Mönchen u. a.) erhoben haben (vgl. graphische Veranschaulichungen in ▶ Kap. 11.5).

Strafe und Schuld   Ein wesentlicher Gesichtspunkt scheint zu sein, wie der Glaubensinhalt von der gläubigen Person thematisch strukturiert (Thomae 1968)

wird, ob beispielsweise der betreffende Gott als drohend, bestrafend
und Schuldgefühle erweckend und sühnend oder ob er als gütig, herzlich und besonders nachsichtig erlebt wird. Im ersten Fall neigen gläubige Personen zu einem recht ambivalenten, zwiespältigen, der Ungeborgenheit nahen Glaubensgefühl, das sie aus Angst vor Strafe immer
wieder aufs Neue bewältigen müssen. Der mit Bestrafung von Verfeh-
lungen und Sünden verbundene spirituelle (Glaubens-) Bezug erweist
sich als verhängnisvoll, denn er festigt das Erleben einer bleibenden
Ungeborgenheit. Die Androhung von Strafe und das permanente Erleben von Schuldgefühlen im Glauben ist der Geborgenheit abträglich.

Wird der Glaubensinhalt von der gläubigen Person dagegen thematisch positiv strukturiert und demgemäß förderlich erlebt, hat
das Geborgenheitserleben darin beste Entwicklungschancen dafür,
verwirklicht zu werden. Zum gleichen Ergebnis gelangen auch Forschungen der Religionspsychologie: »Umgekehrt fördert der Glaube
an einen freundlichen Gott, der menschliche Schwächen nachsichtig
beurteilt, in Verbindung mit emotionaler Geborgenheit … das psychische und körperliche Wohlbefinden deutlich« (Utsch 2008, S. 81).
Es kommt also darauf an, wie der gläubige Mensch seine spirituelle
Wirklichkeit konstruiert, ob beeinträchtigend oder eben förderlich.
Darüber hinaus dürfte für seine geborgenheitsbezogene Glaubenspraxis entscheidend sein, ob er sich von kirchlichen Organisationen
und deren Praktiken dabei leiten lässt oder aber seinen Glauben von
sich selbst aus realisiert. Es steht ihm frei, die eigene Hoffnung fördernde und die persönliche Sicherheit stärkende Leitbilder einzubeziehen. Die geistige Geborgenheit im Glauben führt nach den bisherigen Forschungsergebnissen zu einer höheren Lebenszufriedenheit.
Denn »Glaube und Spiritualität stärken das Vertrauen, sich selbst und
seine Umgebung genau und wachsam anzuschauen sowie wahr- und
anzunehmen, was ist« (ebd., S. 87).

> Spirituelle Wirklichkeit

Damit zeigt sich auch beim Glauben, wie bei allen Wegen zur Geborgenheit, dass es letztlich auf die eigene positive Strukturierung der
Wirklichkeit ankommt, wenn man Geborgenheit für sich erreichen
und gestalten möchte. Das gilt für die geistig-spirituelle Glaubens-
gestaltung ebenso wie für den spirituellen Weg zur Geborgenheit.
Diesen kann man sowohl individuell als auch in der Gemeinschaft
gestalten. Bei den Glaubensinhalten handelt es sich tatsächlich um
eine persönlich wirkliche Wirklichkeit, die für die glaubende Person
hoch bedeutsam ist. Wirklichkeit ist eben auch in der Spiritualität
das, was wirkt, auch wenn es nicht sichtbar ist. Diese Wirklichkeit
ist im Falle des Glaubens meist durch Anschauung in Bildern, durch
Repräsentation in Symbolen, durch rituelle Handlungen sowie durch
die persönliche Innigkeit der Glaubensbeziehung gegenwärtig.

> Wirklichkeit im Glauben

Wenn der Glaube den eigentlichen Sinn des Lebens der glaubenden Person ausmacht, und wenn sie ihren Glaubensinhalt als
einen liebenden, zugewandten Gott thematisiert, so ist das allseitig
und jederzeit zu respektieren. Auch wenn dieser Glaubensinhalt im

> Zeitlosigkeit

Kosmos oder im Universum verortet sein sollte, ist das belanglos, denn die Erde ist nur ein kleiner, winziger Teil in der in Zeit und Raum ausgedehnten Wirklichkeit. Gläubige Menschen überwinden Zeit und Raum im Hier und Jetzt mit ihren Gedanken an ihr persönliches Heiligtum. Das schafft persönlichen Sinn und ein tiefes Geborgenheitsgefühl vor allem dann, wenn dieses Heiligtum mit der Liebe verbunden ist. Dann nämlich ist sein energetisches Potential für die Geborgenheit der glaubenden Person unendlich groß. Glaube und Liebe sind eng verbunden. Für die gläubige Person ist ihr Gott allgegenwärtig. Ihre Gedanken oder Schwingungen zu ihm überwinden Zeit und Raum im gleichen Augenblick (Zeitlosigkeit). Es ist eine sehr nahe Unmittelbarkeit in der Liebe zwischen beiden gegeben. Damit entfallen die Vergangenheit und die Zukunft in der Gegenwart des aktiven Glaubens. Das immerwährende Problem des Menschen mit der Zeit ist im Moment seines tiefen Glaubens aufgelöst. Das ist Zeitlosigkeit. In ihr ist er selbst erlöst vom Leiden. Denn er ist im Hier und Jetzt geborgen. Was außerhalb dieses tiefen spirituellen Erlebens stattfindet, wird nicht beachtet. – Ich habe in den Ländern unserer internationalen Geborgenheitsforschung Menschen gesehen, die ihren aktuellen und aktiven Glauben in tiefer Demut, Dankbarkeit und innerer Ergriffenheit überall praktiziert haben, neben Mülleimern und Müllbergen, auf dem Gehweg der Stadt, im Winkel eines Hauses, im Kaufhaus und auf Parkplätzen.

Innigkeit und Tiefe

Natürlich bietet die besondere und schöne Architektur von Tempeln, Wats, Moscheen, Kirchen durch ihre reichlichen Ausgestaltungen mit Bildern, Monumenten, religiösen Statuen und Symbolen ein besonderes Ambiente für das Erleben von Ruhe, Gelassenheit und Geborgenheit und natürlich für alle religionstypischen Glaubenshandlungen. Die Innigkeit und Tiefe, mit der diese ausgeführt werden, ist beeindruckend und zugleich aufschlussreich dafür, wie der echt und ernsthaft praktizierte Glaube mit einem direkten Geborgensein der glaubenden Person einhergeht. Dieser Aspekt gilt für alle ernsthaften Gläubigen einer jeden Religion. Der Glaube ist hier die Quelle der Stärke und die außergewöhnlich große innere Kraft für das Leben in der Alltagswelt und darüber hinaus. Glaube hat in sich etwas Heilsames, indem er die gläubige Person ganzheitlich geborgen macht und sie für und gegen alles stärkt. Die energetische Grundlage dafür ist die Liebe.

Es ist sinnlos, gläubige Menschen von ihrem Glauben abbringen zu wollen, es sei denn, sie wünschen von sich aus eine Veränderung und Bereicherung. Ansonsten ist es ein Ausdruck der menschlichen Arroganz, Aggressivität und Dummheit, andere von ihrem Geborgenheitsglück im Glauben abbringen zu wollen. Missionarisches Verhalten ist also vollkommen überflüssig, wenn es versucht, andere Personen aus ihrer Geborgenheit durch ihren Glauben drängen zu wollen. Leider ist es eine Tatsache, dass genau dies in penetranter, einfältiger und aggressiver Wiederholung bis hin zu Glaubenskriegen passiert. Es entspricht der Akzeptanz, der Toleranz und dem Prinzip der Beachtung (vgl. ▶ Kap. 10.7), jedem Menschen seinen eigenen Glauben zu lassen und seine Geborgenheit durch den Glauben in allen Hinsichten zu respektieren. Denn die Geborgenheit ist die stärkste Kraft im Leben besonders dann, wenn sie von der Liebe im individuell eigenen Glauben getragen wird. Dies gilt insbesondere für den Glauben an sich selbst (vgl. Mogel in der TV-Sendung »Nachtcafé« vom 16.05.2012, ▶ Verzeichnis der Medienbeiträge).

13.10 Geborgenheit im Selbstwert

Der erlebte Selbstwert einer Person, ihr Selbstwertgefühl, ist das Resultat einer Reihe von Einflüssen auf sie, die durch die äußere personale Umwelt wirksam sind und einer Reihe von Einflüssen auf sie, die sie selbst mit ihrem eigenen psychischen Geschehen bewirkt. Diese Einflüsse machen die Liebe als Herz aller Geborgenheit aus (vgl. ◘ Abb. 13.2).

Wesentliche äußere Einflüsse auf die Entwicklung des Selbstwerts bestehen in der Qualität und dem Ausmaß der positiven Beachtung, der Zuneigung und Nähe, der Herzlichkeit, des sozialen Kontakts, des Mitgefühls und der erfahrenen Hilfe. Wesentliche innere, in sich selbst bewirkte Einflüsse auf den Selbstwert bestehen durch die Qualität und das Ausmaß der Selbstachtung, der Zuversicht, des Erlebens und Erfahrens, der Einstellung, des Selbstkonzepts und der Selbstbewertung. – Diese Einflüsse sind zentral für die Entwicklung des Selbstwertgefühls eines Individuums. Sie sind vielleicht nicht vollständig, da ja besondere Ereignisse, z. B. kritische Lebensereignisse, alles zusätzlich beeinflussen können.

Es gibt aus meiner Sicht nur ein einziges Wort, das geeignet ist, die positive und deswegen förderliche Seite all dieser Einflüsse in ihrem Zusammenwirken auf den Selbstwert eines Individuums zu integrieren. Das ist die Liebe, die absolut bedingungslose Form der Zuneigung und stärkste Energie für alle Lebensvorgänge. Sie ist unabhängig von Zeit und Raum, absolut zeitlos. Das Ganze soll in ◘ Abb. 13.2 veranschaulicht werden.

Der Selbstwert ist ein Produkt aus diesen Einflüssen von außen und innen während der Persönlichkeitsentwicklung des Individuums. Das Selbstwertgefühl ist ein jeweils gegenwärtiges Barometer für sein Geborgenheitserleben. Es hängt ab von der Qualität, Ausprägung und vor allem vom Ergebnis des Zusammenwirkens der äußeren und inneren Einflüsse. Hinzugefügt werden muss die Tatsache, dass ein jedes Individuum durch seine persönliche Aktivität die Ausprägung und Wirksamkeit all dieser Einflüsse auf sein Geborgenheitsgefühl maßgeblich verändern kann. Es selbst kann sich bei negativer und beeinträchtigender Auswirkung solcher Einflüsse durch die eigene

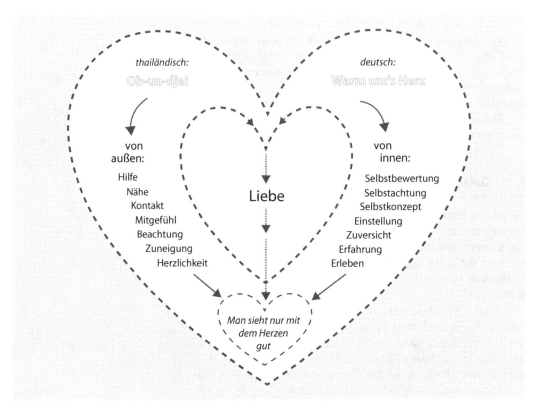

◘ Abb. 13.2   Einflüsse von außen und von innen auf die Liebe beim Geborgenheitserleben. Die Liebe transformiert die Energie aus inneren und äußeren Quellen für das Geborgensein des Individuums. Das bedeutet: Man sieht nur mit dem Herzen gut

Aktivität und sein Handeln aus einer entstandenen Ungeborgenheit herausholen.

Ein Dreh- und Angelpunkt dafür, bei wie auch immer gearteten Einflüssen ein geborgenes Lebensgefühl aufzubauen, ist es, durch seine Selbstaktivierungsmöglichkeiten tatsächlich selber zu handeln und schließlich die Geborgenheit aus der vielleicht sichersten Quelle zu schöpfen: aus uns selbst. Das darf allerdings keineswegs darüber hinwegtäuschen, was wir vor über zwanzig Jahren (Mogel 1995) bezüglich des Selbstvertrauens, des Selbstwertgefühls und des Geborgenseins festgestellt haben: »Ein Weg, durch Selbstverwirklichung zur Selbstgeborgenheit zu gelangen, hat mit Selbstvertrauen zu tun. Wer ein hohes Selbstvertrauen hat, kann sich in sich selbst leicht geborgen fühlen. Aber Selbstvertrauen kommt nicht von alleine. Wer selbstgesteckte Ziele erreicht, kann sich darüber freuen und mit sich zufrieden sein. Das allein garantiert aber noch nicht sein Selbstvertrauen. Selbstvertrauen hängt mit etwas weiterem zusammen, das in der eigenen Biographie und Entwicklung gründet und das entscheidend sein dürfte für den eigenen Weg zur Geborgenheit in sich selbst, dem Selbstwertgefühl.

Das Selbstwertgefühl einer Person ist *das* entscheidende Faktum ihres Geborgenseins in sich selbst. Ist das Selbstwertgefühl hoch, bildet es die wohl sicherste Garantie für das dauerhafte Erleben von Geborgensein in sich selbst. Menschen mit hohem Selbstwertgefühl sind meist schon als Kinder von den für sie wichtigen Bezugspersonen bewundert und gelobt, ganz einfach geliebt worden. Sie können ihr Leben weitaus geborgener leben als Menschen mit geringem Selbstwertgefühl. Deren Weg zur Selbstgeborgenheit ist hindernisreich. Meist müssen sie Umwege gehen, nicht selten Auswege aus der erlebten Ungeborgenheit suchen. Und manchmal geraten sie auf Irrwege, nur um das zu kompensieren, was ihnen von ihren Bezugspersonen von früher, als es notwendig gewesen wäre, nicht gegeben wurde: Anerkennung, Lob und ein Gefühl der positiven Selbstgewissheit!

Wer hingegen aufgrund eines hohen Selbstwertgefühls in sich selber ruht, kann sich getrost in sich selbst fallen lassen. Er wird immer auf dem dicken Polster seiner psychischen Stärke landen. Wer aufgrund eines niedrigen Selbstwertgefühls überhaupt erst innere Ruhe erreichen muss, um das Gefühl zu bekommen, sich in sich selbst fallen lassen zu können oder durch Selbstaktualisierung bei sich selbst Geborgenheit zu finden, benötigt entweder gute Freunde, einen guten Partner/eine gute Partnerin oder eine psychosoziale Stütze (z. B. psychologische Beratung oder Psychotherapie). Ansonsten besteht die Gefahr, die innere Vereinsamung und Unsicherheit, die gepaart ist mit starker Sehnsucht nach Geborgenheit, durch unter Umständen selbstschädigende Wege zu überwinden.

Erwachsene, die mit Kindern und Jugendlichen zu tun haben, sollten deshalb keine Möglichkeit auslassen, deren Selbstwertgefühl zu stärken! Das ist der beste, weil sicherste Weg dahin, dass sie sich in sich selbst geborgen fühlen können. Darüber hinaus ist es auch ein universeller Weg, denn unabhängig von allen materiellen Lebensumständen kann man einem Kind, einem Jugendlichen oder einem jungen Erwachsenen zeigen, wie gut man ihn findet, wie lobenswert er ist und wie sehr man ihn liebt.

Gutfinden, Loben und Lieben haben bezüglich eines sich entwickelnden Selbstwertgefühls Langzeitwirkung; sie fördern nämlich mit dem Geborgenheitserleben und dem Selbstwertgefühl die innere Stabilität der Persönlichkeit und damit die individuelle Kompetenz, die vielseitigen Anforderungen des Lebens zu meistern, sich dabei sicher, wohl, zufrieden und glücklich – eben geborgen zu fühlen« (Mogel 1995, S. 160–162).

Die Geborgenheit in sich selbst öffnet und stabilisiert alle Wege zu einem beständigen Geborgensein. Ist sie erst einmal erreicht, können alle Einflüsse des Lebens förderlich bewältigt werden.

Vor diesem Hintergrund wird der Begriff des Selbst überflüssig, da er im Geborgensein keinen eigenen Sinn mehr hat, sozusagen entleert ist (buddhistisch Entselbstung, Nichtselbst, Leerheit, Selbstlosigkeit).

Selbstwertgefühl

Selbstlosigkeit

Je höher und zuverlässiger das Selbstwertgefühl ist, desto ausgeprägter und problemloser wird die Selbstlosigkeit des eigenen Handelns möglich. Wer in sich selbst geborgen ist, kann tatsächlich selbstlos sein. Weil das Selbstwertgefühl und die Selbstverwirklichung bereits vorhanden sind, kann die Person für sich und andere ohne Selbstbezug auskommen. Das ist ein Ideal jeglicher Geborgenheit – nach innen und nach außen. Wer sich also seiner selbst sicher ist (Selbstsicherheit), braucht sich um seinen Selbstwert nicht mehr zu kümmern. Sein Selbst ist kein Thema (Selbstlosigkeit). So jemand ist frei von sich selbst in allem, selbstlos eben, das heißt, muss nicht leiden und kann sich wohlbringend zuwenden, Liebe geben (vgl. ◘ Abb. 13.2). Im Idealfall schließt das auch die Liebe zu Gegnern und Feinden ein. Sie ist dann allumfassend. Hierin stimmen übrigens alle Weltreligionen überein. Wäre diese Form der Selbstlosigkeit bei allen und überall realisiert, würde sich friedvolles Verständnis von selbst ausbreiten und das ersehnte Paradies des Geborgenseins im Leben Wirklichkeit werden lassen.

Geborgen sein

Wie man sehen kann, ist das Erleben des Geborgenseins ein Ergebnis des Zusammenwirkens vieler unterschiedlicher Einflüsse. Sie wirken von außen und von innen. Immer kommt es darauf an, die äußeren Einflüsse zu verarbeiten, und zwar förderliche wie beeinträchtigende. Den weiteren und entscheidenden Schritt zum Geborgensein müssen wir selbst bewerkstelligen. Es geht um nichts weniger als darum, Erfahrungen aller Art positiv zu erleben, sich zu arrangieren mit dem, was ist. Denn das, was ist, das ist das Sein im Hier und Jetzt. Es ist zeitlos. Geborgensein ist die höchste Erlebnisform eines immer gegenwärtigen Lebens. Es ist zudem die psychisch komfortabelste. Denn wer geborgen ist, hat eine Vollkommenheit des Erlebens der Gegenwart erreicht und kann diese Gegenwart dauerhaft werden lassen. Gelingt das, ist das Geborgensein das verlässlichste positive Fundament im Lebensvollzug eines Menschen. Es gibt nichts, was diesen Prozess aufhalten könnte, weil das erlebte und erfahrene Geborgensein über allem existiert und uns unendlich stark macht.

Literatur

Allport GW (1955) Becoming. Basic considerations for a psychology of personality. Yale University Press, New Haven

Allport GW (1959) Persönlichkeit. Struktur, Entwicklung und Erfassung der menschlichen Eigenart. Hain, Meisenheim am Glan

Allport GW (1970) Gestalt und Wachstum in der Persönlichkeit. Hain, Meisenheim am Glan

Bandura A (1977) Social learning theory. Prentice-Hall, Englewood Cliffs, NJ

Erikson EH (1971) Kindheit und Gesellschaft (4. Aufl). Klett, Stuttgart

Grossmann KE, Grossmann K (2011) Bindung und menschliche Entwicklung. John Bowlby, Mary Ainsworth und die Grundlagen der Bindungstheorie. Klett-Cotta, Stuttgart

Jung CG (1972) Die Beziehung zwischen dem Ich und dem Unbewussten. Walter, Olten, Freiburg im Breisgau

Maslow AH (1954) Motivation and personality. Harper & Row, New York

Maslow AH (1973) Psychologie des Seins, Kindler, München

Maslow AH (1977) Die Psychologie der Wissenschaft. Neue Wege der Wahrnehmung und des Denkens. Goldmann, München

Mogel H (1984) Ökopsychologie. Eine Einführung. Kohlhammer, Stuttgart

Mogel H (1985) Persönlichkeitspsychologie. Ein Grundriß. Kohlhammer, Stuttgart

Mogel H (1990b) Umwelt und Persönlichkeit. Bausteine einer psychologischen Umwelttheorie. Hogrefe, Göttingen

Mogel H (1995) Geborgenheit. Psychologie eines Lebensgefühls. Springer, Berlin

Mogel H (2001) Are Fundamental Life-Systems Transcultural Universal? A Cross-Cultural Study of Children's Play in Thailand and Germany. Report to the National Research Council of Thailand on a cross-cultural study on children's play. University of Chiang Mai. Bangkok

Mogel H, Ohler P (2001) Die Entwicklung der Spielformen beim Kind. Arbeitsbericht an die DFG. Universität Passau, Lehrstuhl für Psychologie

Mogel H (2008) Psychologie des Kinderspiels. Von den frühesten Spielen bis zum Computerspiel. Springer, Heidelberg

Portmann A (1988) Das Spiel als gestaltete Zeit. In: Flitner A et al. (Hrsg) Das Kinderspiel. Piper, München, S 55–62

Rogers C (1989) Eine Theorie der Psychotherapie, der Persönlichkeit und der zwischenmenschlichen Beziehungen entwickelt im Rahmen des klientenzentrierten Ansatzes. GwG, Köln

Roth E (1967) Einstellung als Determination individuellen Verhaltens. Die Analyse eines Begriffes und seiner Bedeutung für die Persönlichkeitspsychologie. Hogrefe, Göttingen

Roth E (1972) Persönlichkeitspsychologie. Kohlhammer, Stuttgart

Spitz R (1972) Vom Säugling zum Kleinkind. Naturgeschichte der Mutter-Kind-Beziehungen im ersten Lebensjahr. Klett, Stuttgart

Thomae H (1968) Das Individuum und seine Welt. Eine Persönlichkeitstheorie. Hogrefe, Göttingen

Utsch M (2008) Religiosität und Spiritualität. In: Auhagen AE (Hrsg) Positive Psychologie. Anleitung zum »besseren« Leben. Beltz, Weinheim S. 77–90

Schlussbemerkung

Hans Mogel

H. Mogel, *Geborgenheit: Quelle der Stärke*,
DOI 10.1007/978-3-662-47478-5_14, © Springer-Verlag Berlin Heidelberg 2016

Geborgen zu sein, ist die wichtigste Grundlage aller Lebensvorgänge. Wie wir selbst dazu beitragen können, das Lebensgefühl der Geborgenheit als Quelle der eigenen Stärke zu erreichen, zu stabilisieren und für unsere persönliche Lebenskraft zu nutzen, dazu sollte das Buch einige Anregungen geben.

Die Wissenschaft kann durch Forschung und Erkenntnis dazu beitragen, geeignete Wege zu einem geborgenen Leben zu finden. Gehen müssen wir diese Wege selbst, um schließlich geborgen und glücklich zu sein.

Dass es tatsächlich gelingt, das wünsche ich jeder Leserin und jedem Leser von Herzen!

Serviceteil

H. Mogel, *Geborgenheit: Quelle der Stärke*,
DOI 10.1007/978-3-662-47478-5, © Springer-Verlag Berlin Heidelberg 2016

Verzeichnis der Medienbeiträge

- **TV-Sendungen**
- TV-Sendung ARTE, 15.11.2014–23.11.2014, Townsley G (2009) Die Anfänge der Menschheit, 3 Teile
- TV-Sendung »X:enius«, ARTE, 01.05.2013, Thema: Kinderspiel und Geborgenheit
- TV-Sendung »Nachtcafé«, SWR, 16.05.2012, »Sehnsucht nach Geborgenheit«
- TV-Sendung »sonntags«, ZDF, 06.12.2009, Interview mit Hans Mogel

- **Hörfunk-Interviews**
- Hörfunkbeitrag vom 17.10.2011, SWR2 Radiofeuilleton, zum Thema Geborgenheit
- Hörfunkbeitrag vom 28.01.2011, BR/WRD, zum Thema Geborgenheit
- Hörfunkbeitrag vom 19.04.2010, Radio Webwelle, zum Thema Geborgenheit
- Hörfunkbeitrag vom 28.11.2009, NDR/BR/Deutschlandfunk, zum Thema Positive Psychologie und Geborgenheit

- **Presse**
- Byn H (2015) Geborgenheit/Elternliebe – Warum emotionale Sicherheit für die Entwicklung unserer Kinder so wichtig ist und wie Eltern sie von Anfang an geben können. familie&co (im Druck)
- Reinhardt S (2014) Geborgenheit. Unsere heimliche Sehnsucht. Psychologie Heute 9: 32–37
- Weigerstorfer H (2011) Gute Freunde kann niemand trennen. Passauer Neue Presse, 30.07.2011
- Schädlich U (2011) Wie Geborgenheit die Seele stark macht. Freundin 1: 98–103
- Schmid N (2010) Und alles ist gut. Süddeutsche Zeitung, 06.08.2010
- Knaup D (2009) Kennen Sie Ihre Seelen-Heimat? Freundin 2: 24–31
- Schmiedekampf K (2009) Unsere Sehnsucht nach Geborgenheit. Brigitte. Das Magazin für Frauen 14: 70–78
- Schmiedekampf K (2009) Wer sich geborgen fühlt, kann die Gegenwart gestalten. Interview mit Hans Mogel. Brigitte. Das Magazin für Frauen 14: 67–69
- Weidt B (2009) Geborgenheit ist mehr als nur das Dach über dem Kopf. Interview mit Hans Mogel. Psychologie Heute 12: 78–81
- Ohne Autor (2008) Geborgenheit ist Glück. Interview mit Hans Mogel. Südwest Presse, 23.10.2008
- Ohne Autor (2007) Ressort Feuilleton: Sie kämpfen um ihren Traum. Afrikafilme haben in TV und Kino Hochkonjunktur – Psychologieprofessor Mogel: Tiefe Geborgenheitssehnsucht nach einem paradiesischen Kontinent. Passauer Neue Presse, 02.02.2007
- Nuber U (1995) Die Wiederentdeckung der Geborgenheit. Psychologie Heute 12: 20–27
- Langsdorff M (1995) Sehnsucht nach Wärme. Psychologie Heute 7: 72–73
- Mayer KM (1995) Suche nach Geborgenheit. Tango. Die Info-Illustrierte 10: 56–58

Stichwortverzeichnis

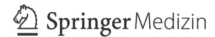
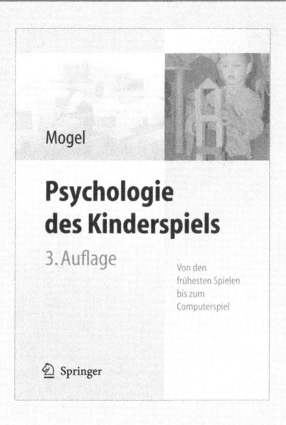

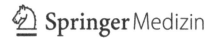
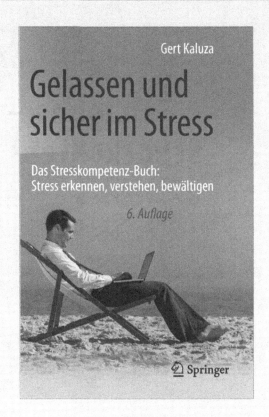

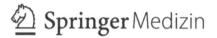
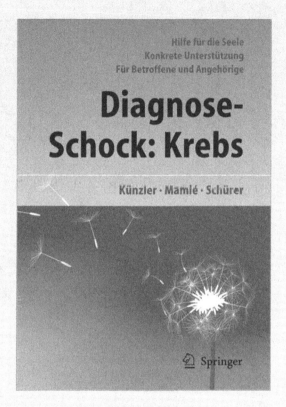

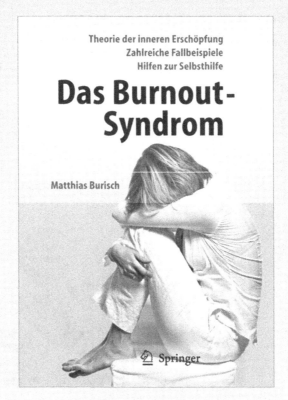

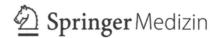
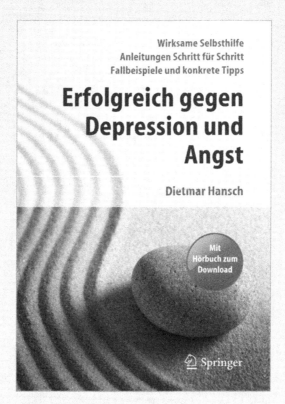

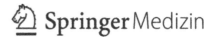
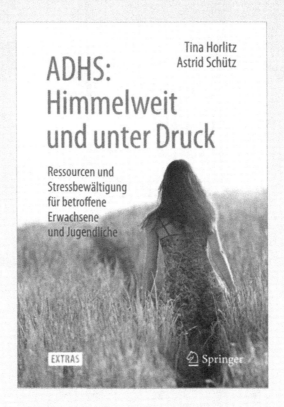

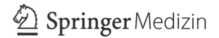
4. Aufl. 2014.
X, 95 S. 15 Abb.
Brosch.
€ (D) 19,99
€ (A) 20,55 | sFr 25,00
ISBN 978-3-642-41666-8

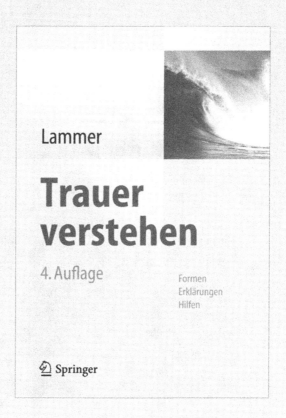

Formen - Erklärungen - Hilfen

- Neues Trauermodell: Nicht mehr Phasenmodell, sondern Aufgabenmodell
- Bezogen auf die Praxis: Internationale Trauerforschung wissenschaftlich für die Praxis ausgewertet – Übersichten mit Praxis-Tipps
- Erfahrene Autorin: Praktikerin und Wissenschaftlerin, Pfarrerin, Therapeutin und Supervisorin
- Methodisch und menschlich: Alle methodischen Schritte setzen auf die Ressource Menschlichkeit

Jetzt bestellen!

Printed in the United States
By Bookmasters